筋伤疼痛特色治疗技术

主　编　唐流刚

副主编　唐浩琛　赵　琛　刘　太　胡　锐

编　委（按姓氏音序排列）

曹广深　程远东　雷光磊　李胜吾　刘灿坤　王　标

王　芳　王　梅　尉迎丽　吴文知　晏圣松

人民卫生出版社

·北　京·

图书在版编目（CIP）数据

筋伤疼痛特色治疗技术 / 唐流刚主编 . -- 北京 ：人民卫生出版社，2025. 8. -- ISBN 978-7-117-38502-2

Ⅰ. R274.3

中国国家版本馆 CIP 数据核字第 20251G28N7 号

筋伤疼痛特色治疗技术
Jinshang Tengtong Tese Zhiliao Jishu

主　　编：唐流刚
出版发行：人民卫生出版社（中继线 010-59780011）
地　　址：北京市朝阳区潘家园南里 19 号
邮　　编：100021
E - mail：pmph @ pmph.com
购书热线：010-59787592　010-59787584　010-65264830
印　　刷：天津善印科技有限公司
经　　销：新华书店
开　　本：710 × 1000　1/16　　印张：13
字　　数：213 千字
版　　次：2025 年 8 月第 1 版
印　　次：2025 年 9 月第 1 次印刷
标准书号：ISBN 978-7-117-38502-2
定　　价：99.00 元
打击盗版举报电话：010-59787491　E-mail：WQ @ pmph.com
质量问题联系电话：010-59787234　E-mail：zhiliang @ pmph.com
数字融合服务电话：4001118166　E-mail：zengzhi @ pmph.com

主编简介

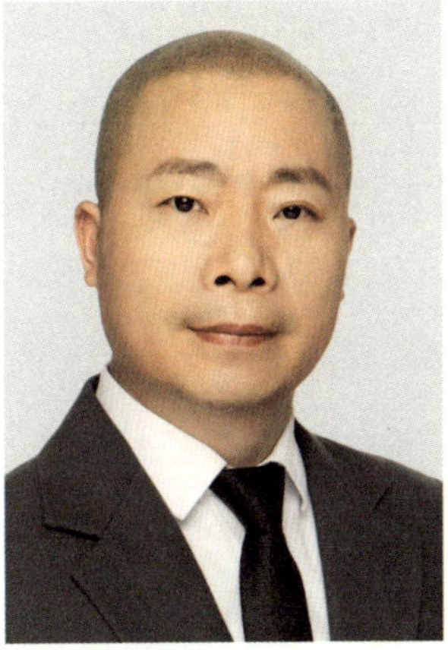

唐流刚

主任医师，四川省名中医，四川省骨科医院筋伤科主任，兼任中华中医药学会针刀医学分会常务委员，四川省中医药学会针刀专业委员会副主任委员、康复专业委员会副主任委员等。主持厅局级课题6项，发表专业论文20余篇，获国家发明专利3项、实用新型专利3项。双刃针平面划拨术首创者，于各类顽固性、疑难性疼痛诊治临床经验丰富。

自序

筋是支撑人体骨架、维持姿势运动、联络躯体四肢及支撑脏腑器官的组织群。筋的概念非常广泛，遍布人体全身，包括筋膜、肌腱、韧带、肌肉、神经、血管等组织。筋伤，是指因外伤或者退变等因素导致的上述软组织的损伤和老化。随着人口老龄化加剧，人们生活节奏加快、工作习惯的改变，以及电子产品的广泛应用等，筋伤疼痛类疾病成为临床常见病、多发病和难治病。广义的筋伤是指除骨骼疾病以外的所有躯体、脏腑疾病；狭义的筋伤包括急性筋伤，如扭挫伤、锐刺伤等，以及慢性筋伤，如诸退行性疾病、颈椎病、肩周炎、腰肌劳损、腰椎间盘突出症、骨盆带疼痛、膝关节周围病、骨性关节炎、躯干或四肢的肌筋膜炎等。

疼痛是筋伤疾病最常见的症状，具有复杂多样、反复发作的特点，其诊断、鉴别诊断、治疗、康复等工作繁杂。常规治疗手段有药物、阻滞、理疗、针灸推拿等，大多有效，但也有很多病情复杂缠绵、经年难愈的顽固性疼痛，让临床医师无从下手。很多筋伤疼痛疾病患者尽管接受了长期治疗，但收效甚微，严重影响其身心健康。四川省骨科医院首任院长、一代武医宗师郑怀贤先生团队在传统医学基础上，结合武术运动、体育锻炼，创立郑氏伤科，特色独具。我们在郑氏伤科基础上，结合现代疼痛治疗技术，融汇中西，取长补短，摸索出一套治疗筋伤疼痛疾病的特色治疗技术，具有慢病快治、急病即治、规范简单的特点，愿与同道分享。

本书分为三篇，第一篇为诊断检查，包括压痛点触诊、查体、特殊体格检查等；第二篇为特色治疗技术，包括神经刺激术、小针刀筋膜松解术、注射疗法、伤科手法等；第三篇为疾病篇，总结了临床具有代表性的一些常见多发疾病的诊疗思路和方法，部分疾病配有案例讲解。

本书内容以中医为主，更兼与时俱进中西结合，适合中医骨伤、针灸推拿、康复、运动医学等专业医生参考学习。中医学连绵数千年，余 30 余年经验仅为沧海一粟，由于编写经验不足，瑕疵难免，敬请同道指正。让我们共同摸索出一套更加有效的治疗筋伤疼痛疾病的方法，一起为减轻人民疾病痛苦、造福百姓努力。

书中部分图片来源于 3Dbody，在此鸣谢第三人体（上海）数字科技有限公司。

唐流刚

2024 年 11 月 1 日

目录

第一篇　诊断检查

第一章　病史采集……2

第二章　疼痛疾病体格检查……5

第一节　筋膜触发点疼痛　5
第二节　头颈上肢痛点检查　7
第三节　背腰骶尾部压痛点　13
第四节　下肢部压痛点　18

第三章　脊柱与关节特殊体格检查……23

第一节　概述　23
第二节　脊柱特殊体格检查　25
第三节　肩关节特殊体格检查　28
第四节　髋关节特殊体格检查　29
第五节　膝关节特殊体格检查　31
第六节　踝关节特殊体格检查　32

第四章　诊断与鉴别诊断……………………………………………………… 34

第一节　诊断 34

第二节　鉴别诊断 34

第二篇　特色治疗技术

第一章　神经刺激术……………………………………………………………… 40

第一节　概述 40

第二节　毫针神经针刺 42

第二章　注射疗法…………………………………………………………………… 55

第一节　概述 55

第二节　颈部、上肢注射 56

第三节　胸背腰骶注射 61

第四节　下肢病灶注射 65

第三章　小针刀筋膜松解术……………………………………………………… 74

第一节　概述 74

第二节　头面部筋膜松解术 75

第三节　颈项部筋膜松解术 77

第四节　胸背腰腹部筋膜松解术 83

第五节　臀部筋膜松解术 93

第六节　上肢筋膜松解术 96

第七节　下肢筋膜松解术 103

第四章　关节穿刺术……………………………………………………………… 114

第一节　概述 114

第二节　临床应用 115

第五章　双刃针平面划拨术…… 121

第一节　概述 121
第二节　临床应用 123
第三节　展望 125

第六章　伤科手法…… 126

第一节　郑氏伤科按摩十三法 127
第二节　颈椎四步手法 132
第三节　颈部舒筋四步手法 133
第四节　脊柱五步手法 133
第五节　肩关节四步手法 134
第六节　骨盆整复手法 135

第七章　超声可视化技术之运用…… 137

第一节　超声引导下关节穿刺术 137
第二节　超声可视化针刀治疗技术 144
第三节　神经阻滞术 156

第三篇　疾病篇

第一节　神经根型颈椎病 162
第二节　椎动脉型颈椎病 163
第三节　粘连性肩关节囊炎 165
第四节　腰椎间盘突出症 167
第五节　膝关节退行性骨关节病 169
第六节　狭窄性腱鞘炎 171

第七节　足底筋膜炎　174
第八节　青少年特发性脊柱侧弯　174
第九节　髂腰肌劳损　176
第十节　产后耻骨联合分离　177
第十一节　产后骶髂关节错缝　178
第十二节　产后盆底肌松弛　179
第十三节　产后盆腔疼痛　180
第十四节　产后腰腹痛　181
第十五节　股内侧疼痛综合征　182
第十六节　股前区疼痛挛缩综合征　183
第十七节　三叉神经痛　184
第十八节　紧张性头痛　185
第十九节　肱骨外上髁炎　185
第二十节　肘管综合征　187
第二十一节　腕管综合征　188
第二十二节　慢性腰痛综合征　188
第二十三节　脊柱关节紊乱　190
第二十四节　肌筋膜痛综合征　190

参考文献……193

第一篇

诊断检查

第一章

病史采集

筋伤疼痛症状，受主观原因、个体差异等因素影响，患者对疼痛的描述不一。询问病史时首先要询问患者的疼痛程度、疼痛部位、疼痛性质、疼痛时间、发病原因、加重或减轻因素、伴随症状、诊疗经历等。

1. **疼痛程度**

（1）剧痛：指那些引起患者坐卧不安、深大呼吸，甚至大汗淋漓、不思饮食的疼痛，如肌腱韧带撕裂伤痛、颈腰椎间盘突出导致的神经嵌压痛、三叉神经痛、带状疱疹后神经痛等。视觉模拟评分法（VAS）评分 9~10 分。

（2）重度疼痛：指那些引起患者表情痛苦、呻吟不安，常保持特定体位，不肯随意活动，甚至拒绝医师检查的疼痛，如癌性疼痛等。VAS 评分 6~8 分。

（3）中度疼痛：指疼痛明显，但不甚重者，如滑膜炎、腱鞘炎、肌腱炎等。VAS 评分 3~5 分。

（4）轻微痛：指较轻微的疼痛，如颈腰肌劳损引起的酸胀疼痛，关节退变疾病如颈椎病、膝骨关节病等引起的疼痛。VAS 评分 <3 分。

2. **疼痛部位**　根据疼痛部位，可迅速找出病灶或诊疗线索，如颈部疼痛、受限，那主要问题很可能来自颈椎，就会围绕颈椎进行诊断、鉴别诊断与治疗。

3. **疼痛性质**　对疼痛性质进行分析有着重要的意义，患者对疼痛性质的描述常见以下几种。

（1）酸痛、胀痛、麻痛：一般见于软组织的慢性劳损和陈旧性损伤，亦可见于某些风湿或类风湿病变。

（2）刺痛、刀割样痛：较多见于关节囊、韧带、滑膜、神经等的急性损伤。

（3）牵拉痛、灼痛：多由神经根、筋膜链受刺激导致。

（4）绞痛：多见于内脏腔道痉挛性疾病，如脏器平滑肌痉挛或梗阻所致，如肾结石、输尿管结石等。

（5）酸痛：颈部酸痛数月，可考虑颈椎病或者颈肌筋膜炎；颈部剧烈疼痛难忍数天，逐渐加重，需进一步排除局部炎症、肿瘤等。

4. 疼痛时间

（1）发病时间：根据发病时间，可以鉴别疾病性质，如晨起出现颈痛伴活动受限，可能考虑颈部扭伤或者落枕；如果患者数月前就出现疼痛症状，会考虑颈椎病或者风湿免疫类病，如强直性脊柱炎。

（2）持续时间：根据疼痛持续时间，预估疾病的轻重缓急及处理方案。如颈部突然疼痛难忍，可先对症处理，再进一步检查；如疼痛数月以上，可先进行系统检查明确诊断，再行处理；如腰腹部阵发性疼痛，考虑肾结石或胃肠痉挛，持续性疼痛，考虑炎症或肿瘤，可行进一步相关检查以鉴别。

5. 发病原因 找出疾病发生的原因，对诊断、治疗、预后有重要意义。如患者颈痛，要询问其起病情况、有无外伤、工作性质、生活习惯等。是长期操作电脑？喜欢低头看手机？或者是运动员？急性发作的腰背痛可有扭伤、撞伤、抬重物、运动姿势不良等诱因。另外，是否有腰背部软组织如筋膜、韧带、关节囊等处的拉伤或腰椎小关节紊乱、滑膜嵌顿等？对有严重外伤史的患者，除软组织损伤外，尚需考虑有无脊柱及其附件骨折、脊髓损伤的可能。多数慢性颈、腰、背痛患者无明显外伤史，高龄患者颈、腰、背痛可能与脊柱退行性变有关。

6. 加重或减轻因素

（1）体位：如颈痛患者坐起后疼痛加重，卧床疼痛减轻，考虑颈椎病。腰痛患者常在某一体位时疼痛加重，更换体位即减轻，考虑腰椎间盘突出或小关节紊乱，如腰椎间盘突出患者，弯腰时神经根紧张、压迫更甚而使疼痛加重。腰椎管狭窄患者，腰后伸时椎管容量进一步变小而使狭窄更为严重，疼痛加重，弯腰及下蹲时则椎管容量加大而疼痛减轻。多数颈、腰、背痛患者休息或卧床时症状会明显减轻，但如强直性脊柱炎、结核、肿瘤患者卧床则可能加重症状，半夜或黎明前疼痛明显。腰椎间盘突出的患者，向患侧弯腰时下肢放射痛加重者，其突出物多位于神经根的外上方，一般称为肩上型突出；向健侧弯腰而患侧腰痛及下肢放射痛加重者，其突出物多位于神经根的内下方，一般称为腋下型突出。腰椎小关节病变者常有腰屈伸疼痛及受限。

（2）寒热：急性炎症，热敷加重，冰敷减轻；从中医角度分析，阳虚病症，热敷减轻，冰敷加重。

（3）劳逸：腰背部劳损者，静息加重，活动减轻；颈椎病、腰椎间盘突出患者，劳累加重；膝骨关节炎患者，久行、负重加重，休息减轻；腱鞘炎、肱骨外上髁炎患者，劳累加重。

7. **部位和放射范围** 查体时和患者互动，让患者指出疼痛的部位和范围，再标记分析，如有放射痛，则令其指出疼痛放射区域。一般颈部病变引起的疼痛可放射至项背、肩、上肢；腰骶部病变则疼痛可放射至臀部、大腿、小腿及足部。

（1）上肢放射痛或麻木：放射到肩部，可能为 C_5 神经病变；到拇指，可能为 C_6 神经病变；到中指，可能为 C_7 神经病变；到小指，可能为 C_8 神经病变。

（2）下肢放射痛或麻木：L_2、L_3、L_4 神经前支主要参与组成股神经，故腰部病变影响到这些神经时，疼痛主要放射到腹股沟、大腿前侧、膝、小腿和足的前内侧；L_5 神经主要参与坐骨神经腓侧部分的构成，其放射痛主要位于大腿后外侧、小腿及足的外侧；S_1 神经根的放射痛则主要位于下肢后外侧，足外侧。

8. **既往检查** 根据既往检查资料，结合现有主诉和体格检查，做出分析。

9. **既往诊疗** 了解既往诊断、用药、治疗对患者有无帮助，症状加重还是减轻，给后续诊疗提供依据。

10. **工作性质** 如长期操作电脑、手机及在车间流水线工作等易患颈椎病，油漆工易患手臂劳损、肱骨外上髁炎、腱鞘炎，潮湿环境工作易致膝腿发冷疼痛，环卫工易患膝关节、足底疼痛，长期抱孩子易患腱鞘炎，贴砖和刷墙师傅易肩肘痛等。

11. **其他** 如家庭环境、经济状况、居住环境、伴发疾病、生活习惯等，亦可能与疼痛的发生有一定关联。

第二章 疼痛疾病体格检查

疼痛疾病体格检查主要用于疼痛定位及评估疼痛性质。在进行压痛点检查时,医生应注意患者准备情况、施加压力大小、疼痛位置的准确性等,以确保检查结果的准确性和可靠性。疼痛只是临床疾病的一个症状,需要结合特殊体格检查、影像等资料综合分析,才能得出准确的诊断结果,为临床下一步诊疗工作提供方向。

第一节 筋膜触发点疼痛

筋膜触发点,是诱发肌肉痉挛或放射性疼痛的特殊位置,局部可触摸到疼痛结节和绷紧的肌纤维痉挛带,触压可有局部肌肉颤搐、疼痛加重或伴远处牵涉痛等。多发于中老年人,常发生于急慢性损伤、寒湿侵袭、结缔组织免疫性炎症疾病及其他病理变化之后。

病理演变:致病因素如急慢性损伤、寒湿侵袭、劳损、风湿病等,导致肌肉疼痛,再致慢性骨骼肌疼痛,最终形成肌筋膜触发点。

近年国内外学者的研究证实了触发点的存在并阐明了其病理基础。肌筋膜触发点疼痛是因为梭外肌纤维上运动终板的功能异常导致的一种神经骨骼肌疾病。微电极研究证实了异常肌运动终板神经末梢处的乙酰胆碱浓度在休息状态下存在着病理性增高,结果引起肌肉接头后膜持续去极化,从而产生持续性肌节缩短和肌纤维收缩,因此出现了运动终板处的挛缩结节,即筋膜链触发点。

筋膜触发点的肌筋膜、神经解剖理论,和中医传统的经络、经筋定位和循行高度吻合,在临床中可以相互借鉴。本书在疼痛点检查标记中,在体现解剖位置的基础上,选择性地标注部分经络、穴位、筋膜链(《解剖列车》有详述)等,供临床参考。

1. **常见病因** 筋膜触发点疼痛病因繁杂，我们在检查过程中需要注意鉴别，分清疼痛部位、深浅、性质，为下一步诊疗提供方向。

（1）肌肉筋膜疼痛：如肌肉拉伤、肌病、劳损、肌筋膜炎等。

（2）韧带损伤：如髌韧带撕裂、跟腱韧带损伤或劳损等。

（3）肌腱止点炎：如肌腱末端病，如肱骨外上髁炎、肱骨内上髁炎、跟腱病等。

（4）关节囊病变：如肩肘腕、髋膝踝及手指、足趾等关节囊炎等。

（5）风湿免疫病导致的关节、肌筋膜病变。

（6）神经病理性疾病：如压迫性神经病，如神经根型颈椎病、胸廓出口综合征、腕管综合征、腰椎间盘突出症、梨状肌综合征等；其他神经病理性疾病，如神经瘤、神经免疫性疾病、神经损伤等。

（7）其他：遗传、焦虑、内科疾病反射点等。

2. **检查方法**

（1）准备工作：确保检查环境安静、舒适，患者处于放松状态。向患者解释检查的目的和过程，消除其紧张情绪。

（2）定位压痛点：常见的软组织压痛点包括肌肉、韧带、肌腱、关节、神经敏感点、筋膜触发点、扳机点等。通过询问患者的病史和症状，和患者互动，让患者先指出痛点，标记后，医生再反复按压痛点及周围，确定后再标记，力求精准。

（3）施加压力：注意压力要均匀、适度，压痛点的出现与压力大小相关，可以提示不同层次的病变。轻压痛表示浅层组织病变或初病；重压痛表示深层组织病变或久病。喜按表示久病或劳损性疾病；拒按则为炎性、实质性疾病或初病。按压时疼痛沿着神经根区域放射考虑神经根病变，沿筋膜链方向放射则可能为肌筋膜病变。

3. **注意事项**

（1）确保患者在检查前处于放松状态，避免紧张情绪影响检查结果，如有必要，可给予适当的镇静剂。

（2）检查时应注意施加压力均匀、适度，避免过度用力导致患者不适，同时，要仔细观察患者的反应，以获取准确的检查结果。

（3）疼痛评估：重点评估疼痛程度和疼痛性质，疼痛评估可采用主观描述法、视觉模拟评分法等多种方法。

（4）记录详细：详细记录压痛点的位置、范围、疼痛程度等信息，为后续诊疗提供准确的参考依据。如有必要，可拍摄照片或绘制示意图以辅助记录。

（5）其他检查：软组织压痛点检查虽然具有一定的诊断价值，但往往需要结合其他检查方法，如影像学检查（X 线、MRI、超声检查等）、实验室检查（血常规、生化检查、免疫检查）等，以得出更为准确的诊断结果。

第二节　头颈上肢痛点检查

因各种病因引起头颈上肢软组织发生病理改变，如无菌性炎症粘连、纤维组织增生、组织变性和挛缩等，则会在病变部位产生筋膜触发点疼痛。

1. 头部

（1）额枕肌区域：印堂、上星、百会、强间等，见图 1-2-2-1。

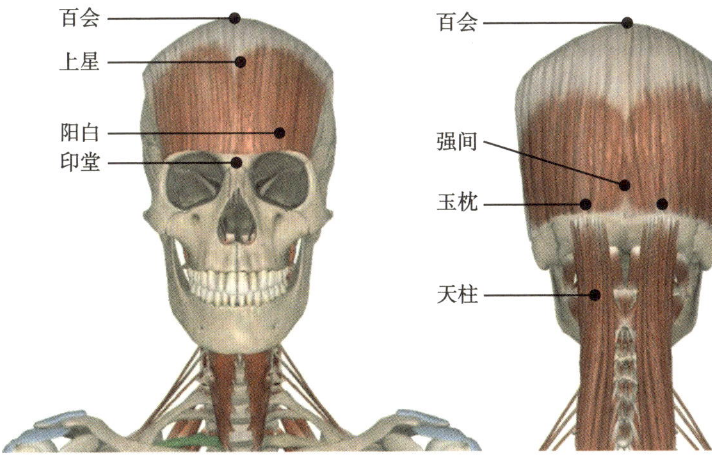

图 1-2-2-1　额枕肌区域痛点

（2）颞肌区域：太阳、头维、上关等，见图 1-2-2-2。

（3）耳上肌区域：率谷、角孙等。

2. 面部　见图 1-2-2-3。

（1）眼眶区：睛明、攒竹、鱼腰、丝竹空、瞳子髎、球后、承泣等。

（2）面颊区：上关、下关、耳门、颧髎、颊车等。

（3）口鼻区：迎香、人中、地仓等。

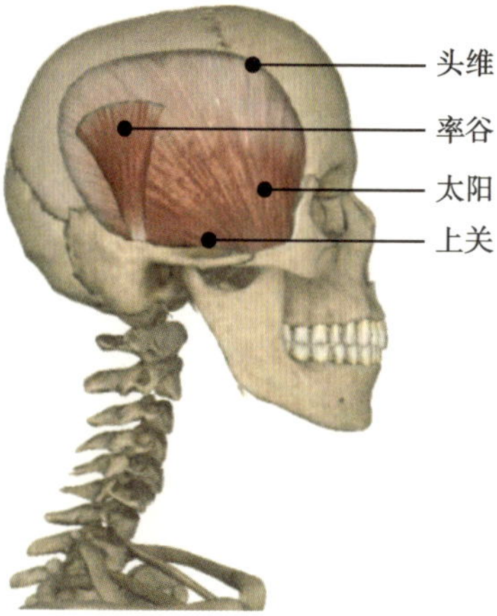

图 1-2-2-2　颞肌区域痛点

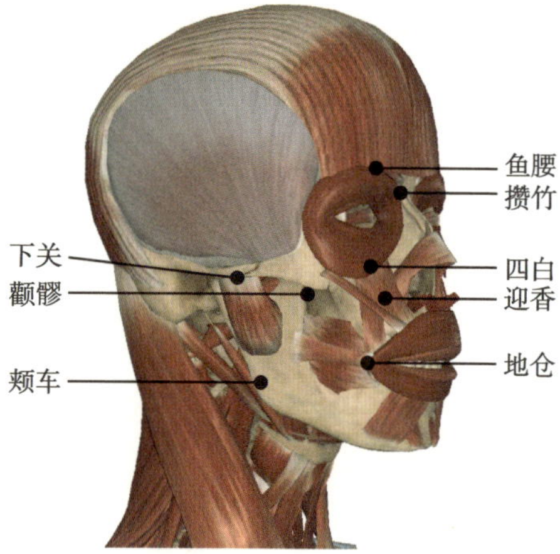

图 1-2-2-3　面部痛点

3. **颈部**

（1）枕下三角十针：枕大神经出枕部点 2 个，两侧枕大神经点天柱穴 2 个，两侧枕小神经点完骨穴 2 个，两侧风池穴 2 个，哑门、风府穴 2 个，见图 1-2-2-4。

（2）斜方肌筋膜链：颈椎棘突旁，竖脊肌与横突之间筋膜束，如风池、肩井等穴，见图 1-2-2-5。

（3）颈前部区：颈四针、斜角肌及间沟，以及其他阳性点等，见图 1-2-2-6。

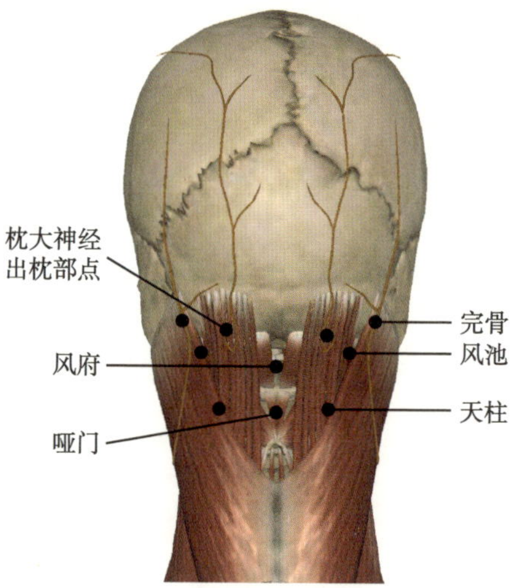

图 1-2-2-4　枕下三角十针

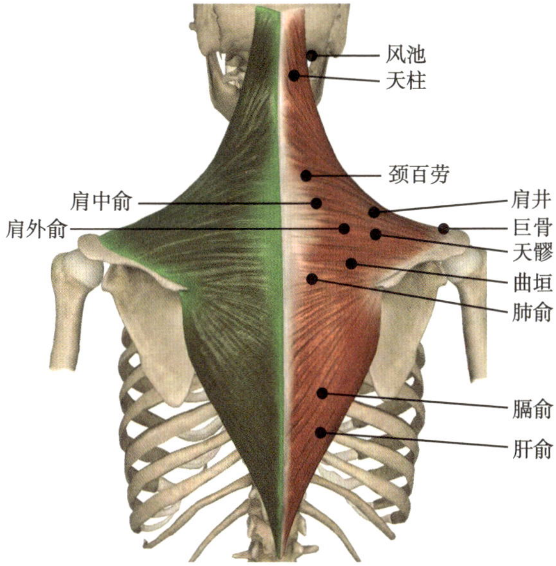

图 1-2-2-5　斜方肌筋膜链

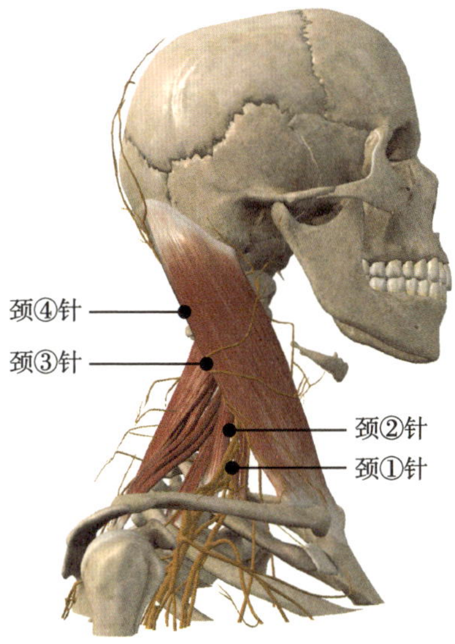

图 1-2-2-6　颈前部区痛点

4. 上肢部

（1）三角肌区：肩锁、关节盂附着点、肱骨止点、前后外肌束，包括肩前、肩髃、肩髎、臑俞、臂臑穴，见图 1-2-2-7。

（2）肱二头肌腱：结节间沟、喙突、肘部止点，如肩髃、云门、天府、侠白、尺泽、曲泽等穴，见图 1-2-2-8。

（3）肱三头肌：关节盂下长头腱、肌纤维阳性点、尺骨鹰嘴止点，如臑俞、肩贞、臑会、消泺、清冷渊、天井等穴，见图 1-2-2-9。

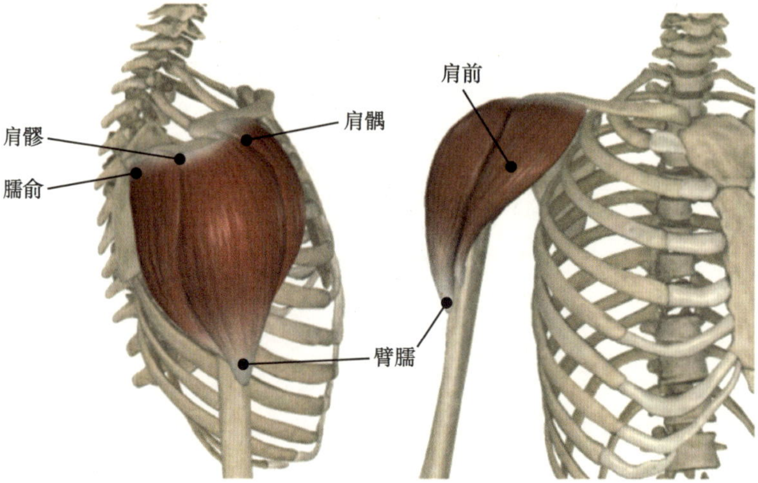

图 1-2-2-7　三角肌区痛点

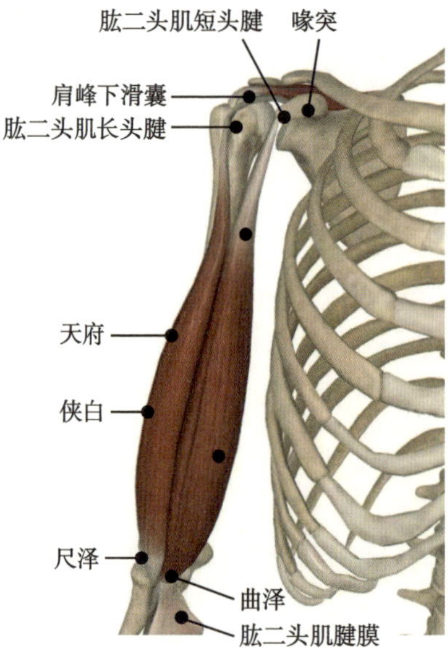

图 1-2-2-8　肱二头肌腱痛点

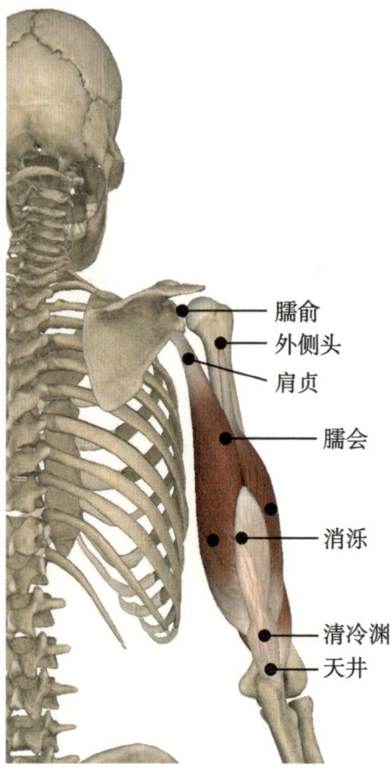

图 1-2-2-9　肱三头肌痛点

（4）肱骨外上髁：肱骨外上髁 5 点，即肱骨外上髁点、肱桡关节点、桡骨小头环韧带点、肱桡肌点、肘肌点，见图 1-2-2-10。

（5）肱骨内上髁：肱骨内上髁 4 点，即肱骨内上髁点、旋前圆肌点、掌长肌腱点、尺侧腕屈肌腱点，后 3 点均距离肱骨内上髁远端约 1cm，见图 1-2-2-11。

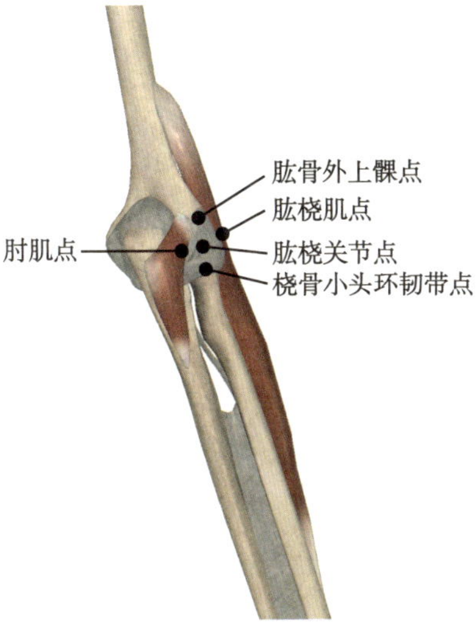

图 1-2-2-10　肱骨外上髁痛点

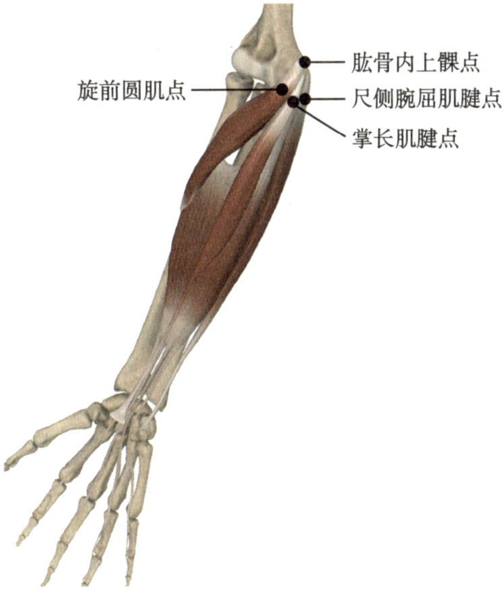

图 1-2-2-11　肱骨内上髁痛点

（6）肘管点：尺神经沟，见图 1-2-2-12。

（7）桡管点：前臂伸肌腱弓，见图 1-2-2-13。

（8）腱鞘：桡骨茎突点、腕伸肌腱点、尺骨茎突点、屈指肌腱腱鞘点，见图 1-2-2-14。

1）第 1 指：掌指关节近端横纹中点近缘，指屈伸滑动轨迹中心点、压痛点。

2）第 2~5 指：掌指关节近端横纹中点与腕正中大陵穴连线上，距离掌指关节近端横纹 1~1.5cm（因手指长短个体差异而异），指屈伸滑动硬结、压痛点。

（9）三角纤维软骨痛点：见图 1-2-2-15。

（10）指关节：掌指关节、指间关节 2 点、11 点位，关节囊薄弱处，见图 1-2-2-15。

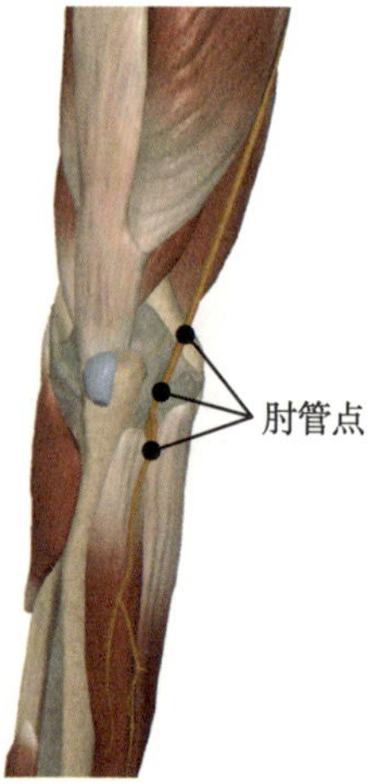

图 1-2-2-12　肘管点

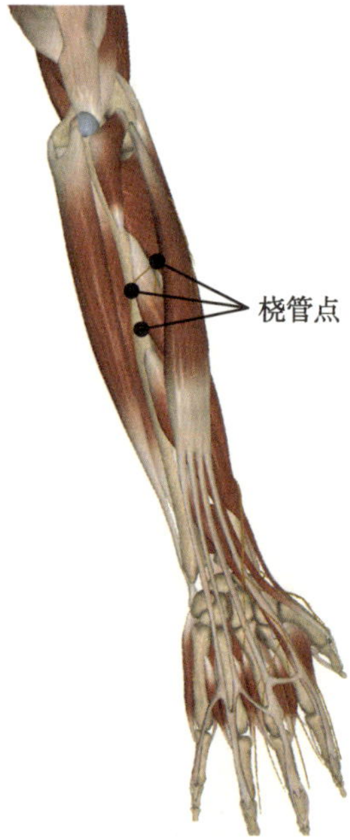

图 1-2-2-13　桡管点

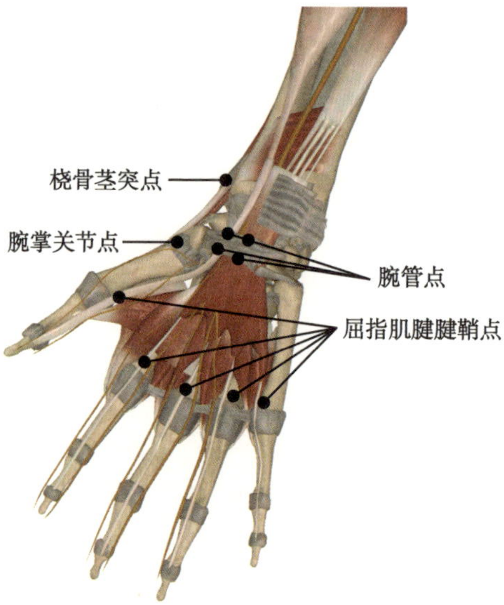

图 1-2-2-14　腱鞘痛点

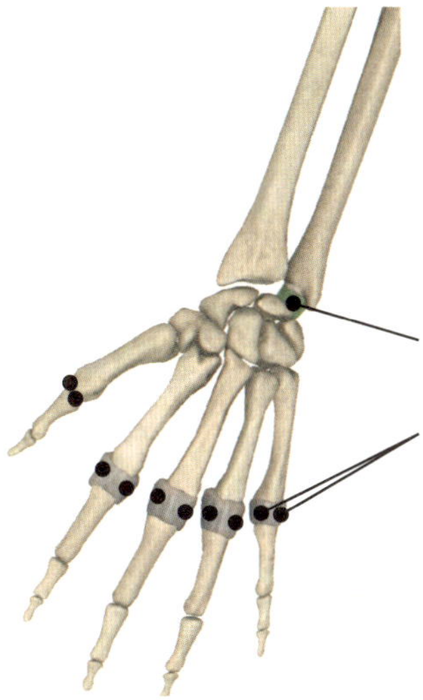

图 1-2-2-15　三角纤维软骨、指关节痛点

第三节　背腰骶尾部压痛点

背腰骶尾部出现病变时，除引起局部症状外，疼痛还会向上放射，引起头颈痛、上肢痛；向前、下放射，引起胸腹腔内脏痛、臀痛、髋痛、下肢痛。此外，还可并发一系列自主神经功能紊乱、内脏功能失调或泌尿生殖系统功能紊乱的症状。内脏器官病变还会出现背腰骶部疼痛触发点，刺激这些点可能会改善相关症状。

1. **背部**

（1）斜方肌疼痛触发点：如曲垣、天宗、肩井等穴，见图 1-2-3-1。

（2）菱形肌、肩胛区疼痛触发点：见图 1-2-3-2。如大椎、曲垣、天宗等穴。

（3）背阔肌区：棘突附着区、骶髂骨附着区、腋窝后、肩前结节间沟区等，寻找僵硬、压痛、条索样变区域，见图 1-2-3-3。

2. **腰部**

（1）腰椎横突压痛点：腰椎横突尖有胸腰筋膜中层、横突棘肌、横突间肌、腰方肌等附着，当此处发生病变时，会引起腰肋痛、腹痛、胃痛、消化不良、习惯性便秘或慢性腹泻，有些患者常因疼痛导致肠痉挛形成腹部包块，易被误诊为腹部疾患或腹部肿瘤等。

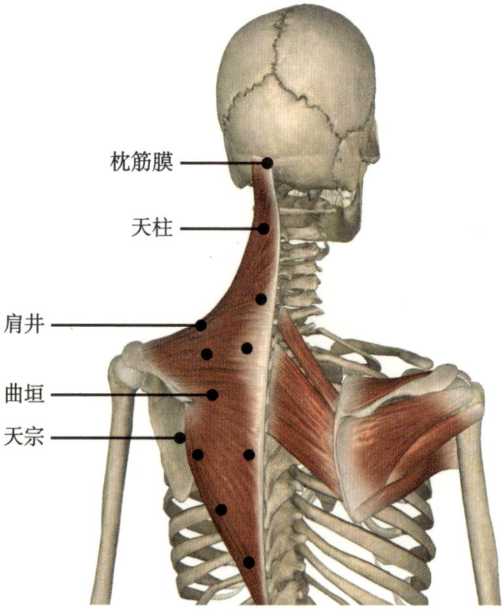

图 1-2-3-1　斜方肌痛点

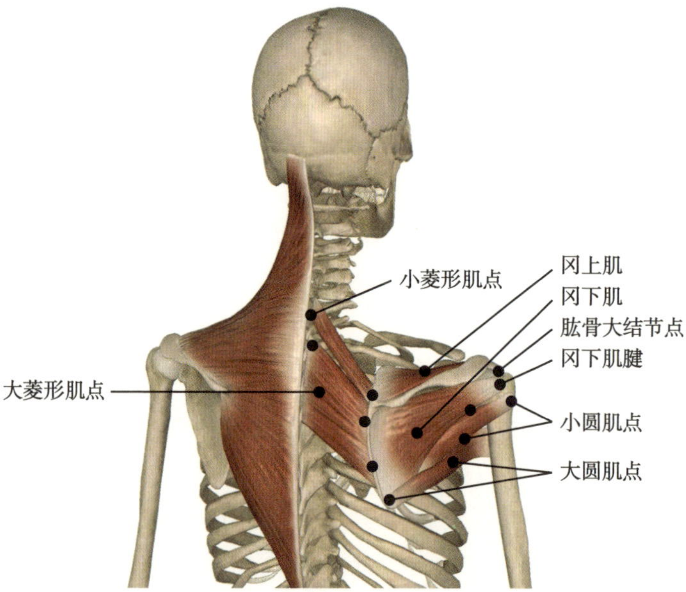

图 1-2-3-2　菱形肌、肩胛区痛点

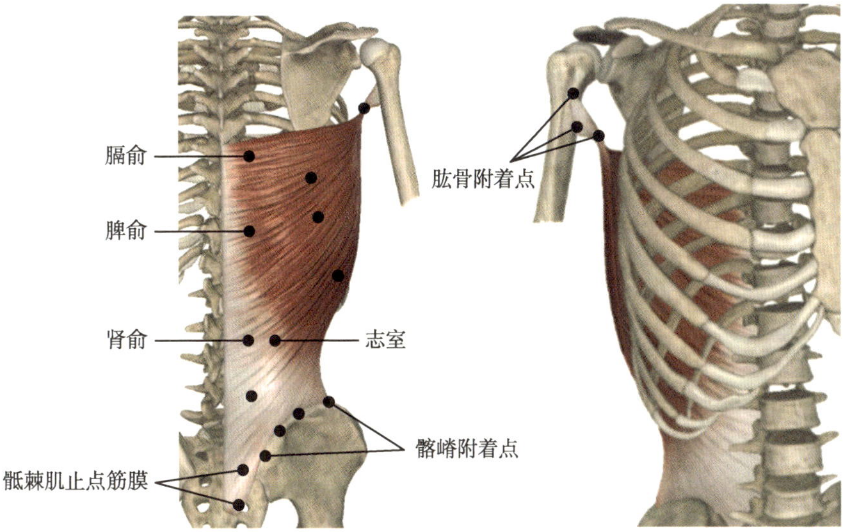

图 1-2-3-3　背阔肌区痛点

特殊定位法：俯卧位，腹下垫枕，并发腹痛者可采取腰伸展站立位或侧卧位。腰椎横突定点：检查者双手拇指分别放在患者两侧髂后上棘，中指尖在髂嵴最高点，双食指指向拇指及中指夹角的平分线，指尖在棘突正中旁 3~4cm 内上下滑动，寻找 L_3 横突尖区域僵硬压痛点骨突标记，画出横突轮廓。此点往上约 2.5cm、内 0.5cm 的骨性压痛点就是 L_2 横突，依次向下约 2.5cm 及 5cm，分别向内 0.5cm 为 L_4、L_5 横突，以上为均数，具体因个体差异而不同，见图 1-2-3-4。

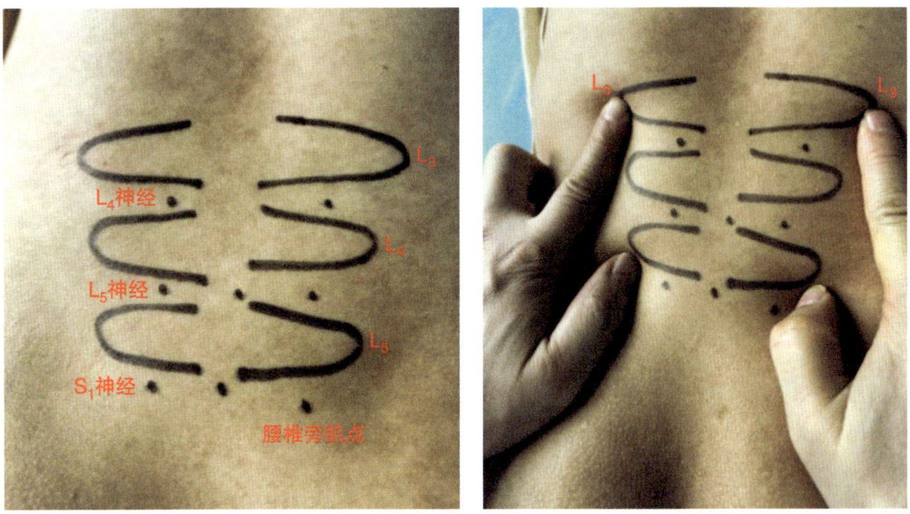

图 1-2-3-4　腰椎横突压痛点

（2）腰方肌六针：L_3、L_4、L_5 横突尖，见图 1-2-3-5。

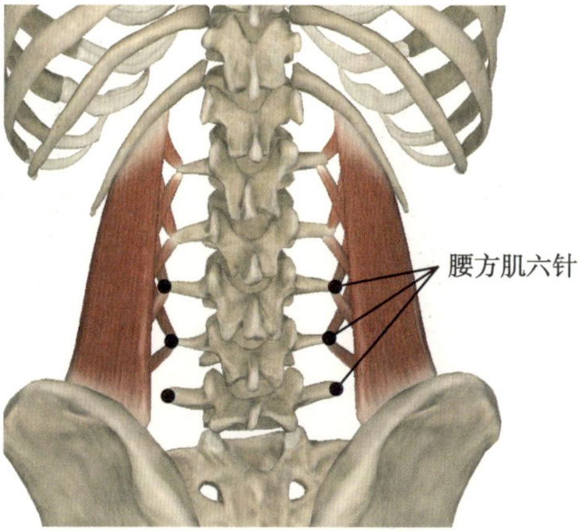

图 1-2-3-5 腰方肌六针

（3）腰椎旁肌筋膜间室：棘肌纵行隆起高张力筋膜束，见图 1-2-3-6。

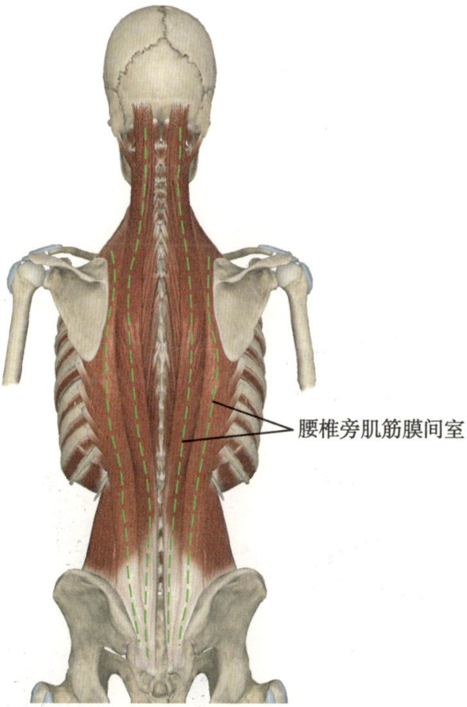

图 1-2-3-6 腰椎旁肌筋膜间室痛点

（4）腰椎棘突：俯卧，胸腹部垫枕，检查脊柱正中隆起棘突压痛点，标记。

3. **腰骶部**

（1）下腰六针：双侧大肠俞、关元俞，腰阳关、十七椎，见图 1-2-3-7。

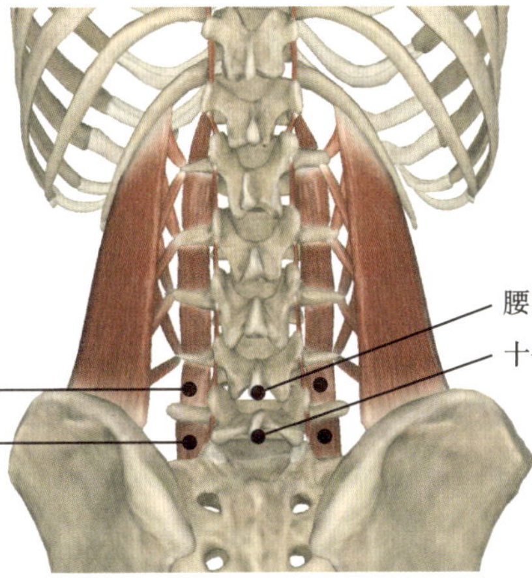

图 1-2-3-7　下腰六针

（2）骶髂后韧带区：骶髂后韧带、骶正中韧带、耻骨尾骨肌附着点，见图 1-2-3-8。

（3）皮下筋膜结节：俯卧，腹部垫枕，腰骶部寻找僵硬、压痛、条索样点，标记。

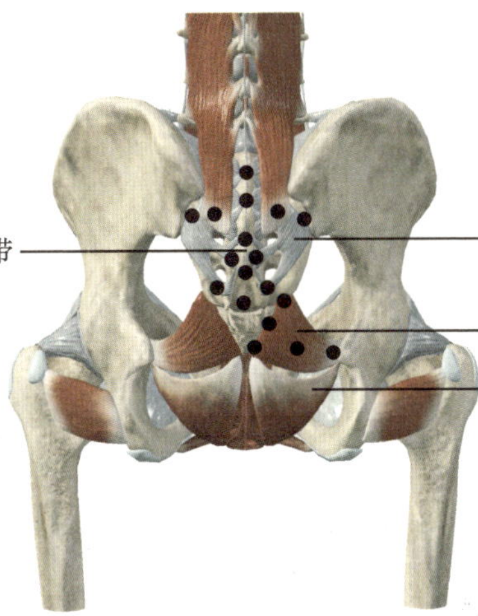

图 1-2-3-8　骶髂后韧带区痛点

第四节 下肢部压痛点

腰臀部、膝部是承重、支配运动的支柱，不论是坐姿、站姿，还是负重运动，其负荷均较大，易发生损伤、慢性劳损及退变后的慢性疼痛。

1. **臀髋部** 臀部五指定位法：此法为定位臀部解剖体表投影的简便方法，能简单辨识臀部复杂组织，利于定位、病位诊断及治疗。

方法：患者俯卧或侧卧，医者五指张开，贴于患者臀部，右手贴左臀，左手贴右臀，掌根贴股骨大转子，拇指顺股骨纵轴。（见图 1-2-4-1，图 1-2-4-2）

（1）臀中肌：拇指、食指分别为臀中肌前、后束。

（2）臀上皮神经点：拇指、食指指尖连线中点为臀上皮神经点。

（3）梨状肌：中指、环指区域为梨状肌投影区；食指、中指之间为梨状肌上孔，臀上神经、臀上血管出口；环指、小指间为梨状肌下孔，臀下神经、臀下血管、坐骨神经的出口。

（4）骶结节韧带：小指指尖与骶角连线为骶结节韧带。

（5）臀小肌：大鱼际深层为臀小肌。

（6）股方肌：小鱼际深层为股方肌。

（7）坐骨棘、坐骨结节：第 5 掌指关节处为坐骨棘，下缘骨突为坐骨结节。

（8）阔筋膜张肌：拇指、食指浅层为阔筋膜张肌。

（9）臀大肌：中指、环指、小指浅层为臀大肌。

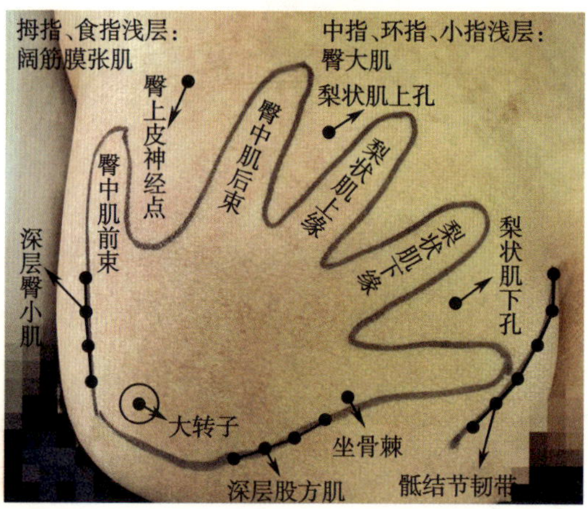

图 1-2-4-1 臀部五指定位法示意图

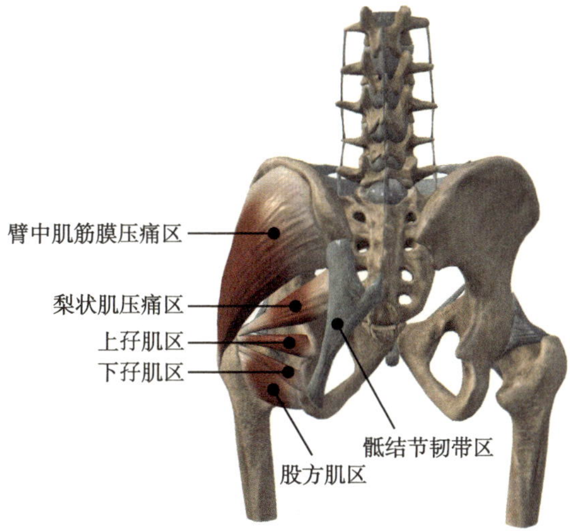

图 1-2-4-2 臀髋部痛点

（10）股骨大转子：掌根处为股骨大转子。

（11）臀肌粗隆：腕部尺侧，约豌豆骨、钩骨区域。

2. **耻骨区压痛点** 耻骨肌附着于耻骨上支；股内收肌：长收肌附着于耻骨结节下方与耻骨联合处，股薄肌、短收肌与大收肌附着于耻骨下支。发生病变时出现大腿根部痛、腹股沟痛、下腹痛；臀痛或并发放射性坐骨神经痛；沿大腿以下至足内侧疼痛麻木，易与膝、踝疾病相混；或痛经，男女生殖器痛，性功能减退或消失，肛门痛，骶尾痛，会阴不适或麻木、针刺感，以及泌尿系统和消化系统疾病。（见图 1-2-4-3）

（1）耻骨上支附着点：耻骨肌、腹壁筋膜等。

（2）耻骨下支附着点：大收肌等。

（3）腹股沟韧带点。

（4）髂腰肌压痛点：椎旁腰大肌、髂窝、髋关节囊前纵行压痛区、股骨小转子等。

（5）腹直肌与锥状肌压痛点：此两肌附着于耻骨联合与耻骨结节的上缘，与腹白线平行。锥状肌为一小三角形肌肉，位于腹直肌附着处的前方，被腹直肌筋膜包裹。末端腱纤维与腹白线纤维在耻骨联合前方交叉，形成一细的悬吊韧带，与阴茎根部或阴蒂相联系——男性为阴茎悬韧带，女性为阴蒂悬韧带。此两肌病变可引起耻骨联合、下腹痛，腹部或上腹部不适，男女外生殖器区域疼痛等症状。

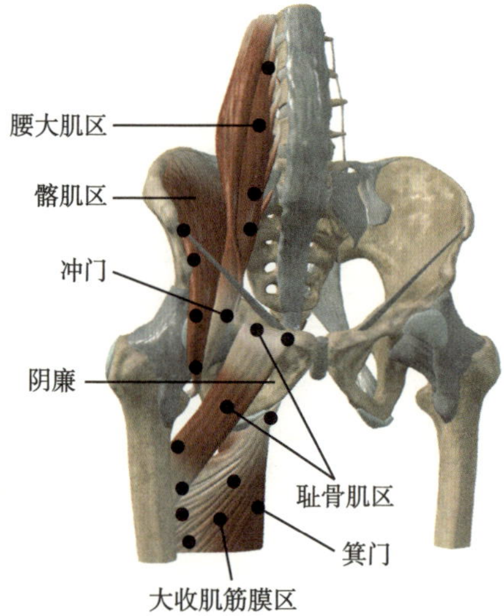

图 1-2-4-3 耻骨区痛点

（6）髂前下棘股直肌压痛点：股直肌上端有两个附着点，一端在髂前下棘，另一端附着于髋臼上部。病变时，发生髋前方痛，可放射至膝盖上方。其挛缩可致大腿屈曲，骨盆前倾，形成下交叉综合征。

3. **膝关节周围压痛点**

（1）“膝六针”定点：内外膝眼各3个点。①髌韧带髌骨附着点内侧；②髌韧带胫骨附着点内侧；③内侧股胫间隙前缘；④髌韧带髌骨附着点外侧；⑤髌韧带胫骨附着点外侧；⑥外侧股胫间隙前缘。此6点为髌下脂肪垫填充区域的夹角隐窝，在长期的膝关节运动、退变中，易发生炎症粘连，治疗此区域可以获得较好疗效。（见图 1-2-4-4）

（2）膝周其他压痛点：髌韧带及股四头肌腱，股骨内外髁，胫骨内外上髁肌腱附着点。（见图 1-2-4-4）

（3）“膝六部”定点：①内侧膝眼部分：内侧髌下脂肪垫及支持带；②外侧膝眼部分：外侧髌下脂肪垫及支持带；③内侧股胫间隙区域：包括内侧副韧带、内侧股胫关节间隙、滑膜、膝内侧关节囊、鹅足腱等；④外侧股胫间隙区域：包括外侧副韧带、外侧股胫关节间隙、滑膜、膝外侧关节囊、股二头肌肌腱等；⑤内侧髌股间隙：内侧髌股关节囊、滑膜皱襞、支持带等；⑥外侧髌股间隙：外侧髌股关节囊、滑膜皱襞、支持带等。（见图 1-2-4-5）

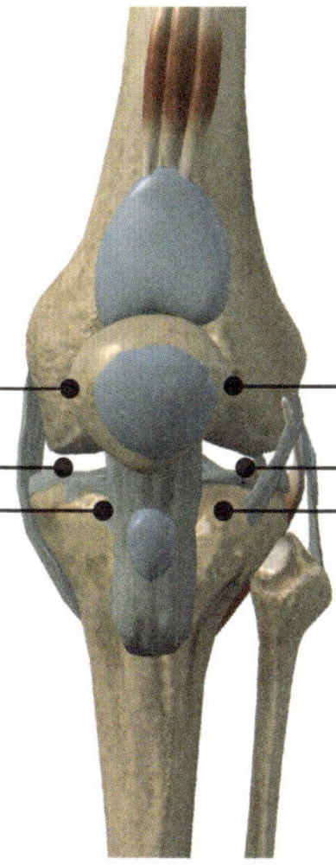

图 1-2-4-4 膝关节周围痛点

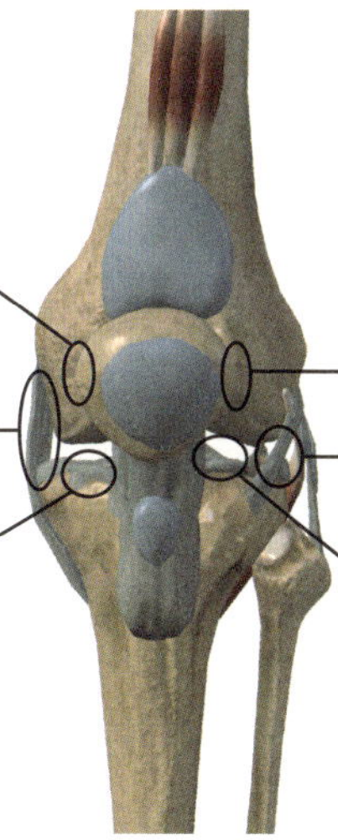

图 1-2-4-5 “膝六部”定点

4. 踝关节周围压痛点

（1）踝周六穴：解溪（踇伸肌腱、趾伸肌腱）；商丘（胫骨前肌、隐神经）；丘墟（距腓前韧带、跗骨窦）；照海（内侧胫距关节囊、三角韧带）；太溪（跟腱滑囊、胫后神经）；昆仑（跟腱滑囊、腓浅神经、腓肠神经）。（见图 1-2-4-6）

（2）踝管：由前向后分别有胫骨后肌腱、趾长屈肌腱、胫后血管神经束、踇长屈肌腱。

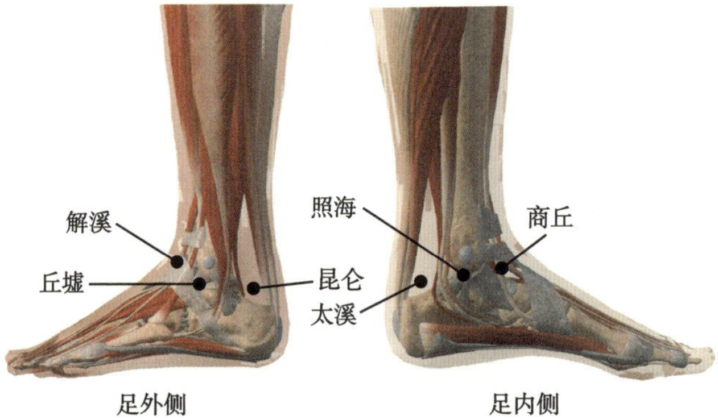

图 1-2-4-6 踝关节周围痛点

（3）其他压痛点：踝三角韧带、胫骨前肌腱、趾伸肌腱鞘、胫腓前韧带、距腓前韧带、跗骨窦、跟腓韧带、腓骨长短肌腱鞘、跟腱。

第三章

脊柱与关节特殊体格检查

第一节 概 述

一、检查要点

（1）查体前应仔细询问病史。

（2）充分显露病痛部位，必要时需要显露整个身体。检查女性患者时需要女性工作者陪同在场，隐私部位需遮挡。

（3）一般按照视、触、动、量、叩的顺序检查。

（4）先健侧、后患侧，先远端、后近端。

（5）先检查急性病灶，后检查慢性病灶。

二、检查方法

1. 视诊

（1）看整体步态、体态姿势和功能。

（2）皮肤：有无发红、发绀、色素沉着、发亮或静脉曲张。

（3）软组织：有无肿胀或淤血；肌肉有无萎缩或肌纤维颤动。

（4）包块：颜色、轮廓、大小。

（5）瘢痕、创面、窦道、分泌物及其性质。

（6）伤口：形状、深度；有无异物残留及活动性出血；局部包扎和固定情况。

（7）畸形：如肢体长短、粗细或成角畸形。

2. 触诊

（1）压痛：部位、深度、范围、程度和性质。

（2）各骨性标志有无异常，脊柱有无侧弯。

（3）有无异常活动及骨擦感。

（4）局部温度和湿度，双侧对比。

（5）包块：部位、质地、大小、活动度、与邻近组织关系、有无波动感等。

（6）肌肉有无僵硬、痉挛、萎缩、肌力下降等。

3. **动诊** 包括主动运动、被动运动和异常活动，并注意分析活动与疼痛的关系。

（1）主动运动：肌力检查；运动功能检查；角度测量（一般采用国际通用的中立位0°法）。

（2）被动运动：和主动运动方向相同的被动运动，一般先检查主动运动，再检查被动运动，两者进行比较；被动方向，包括沿肢体纵轴的牵拉、挤压活动及侧方牵挤活动，观察有无疼痛及异常活动。

（3）异常活动

1）关节强直：关节活动功能完全丧失。

2）关节活动范围减小：见于肌肉痉挛或与关节相关联的软组织挛缩。

3）关节活动范围超常：见于关节囊破坏，关节囊及支持韧带过度松弛、断裂或关节脱位等。

4）假关节活动：见于肢体骨折不愈或骨缺损。

4. **量诊**

（1）长度测量：将肢体放在对称位置，以骨性标志为基点进行测量。测量指标如下：

1）躯干长度：颅顶至尾骨端。

2）上肢长度：肩峰至桡骨茎突尖部或第7颈椎棘突至桡骨茎突尖部。

3）上臂长度：肩峰至肱骨外髁。

4）前臂长度：尺骨鹰嘴至尺骨茎突或桡骨小头至桡骨茎突。

5）下肢长度：髂前上棘至内踝尖或脐至内踝尖。

6）股骨长度：股骨大转子顶点到外侧膝关节缝或髂前上棘至股骨内髁。

7）胫骨长度：内侧膝关节缝至内踝尖。

8）腓骨长度：腓骨小头至外踝。

（2）周径测量：要求两侧肢体取相对应的同一水平测量比较，若有肌萎缩或肿胀应选择表现最明显的平面测量，并观察其随时间推移的变化情况。

（3）轴线测定：正常人站立时从背面测量，枕骨粗隆垂线通过颈、胸、腰、骶椎棘突及两下肢间；前臂旋前位伸肘时上肢呈一直线，旋后位即成10°~20°的肘外翻（提携角）；下肢伸直时髂前上棘与第1、2趾间连线经过髌骨中心前方。

（4）角度测量：主要测量各关节主动与被动运动的角度。

（5）关节畸形测量

1）肘内外翻：上肢伸直，前臂旋后，测量上臂与前臂所成角度。

2）膝内翻：两内踝并拢，测量两膝间距离。

3）膝外翻：两股骨内髁并拢，测量两内髁间距离。

（6）肌力检查标准

0级：肌力完全消失，无活动。

1级：肌肉能收缩，关节不活动。

2级：肌肉能收缩，关节稍有活动，但不能对抗肢体重力。

3级：能对抗肢体重力使关节活动，但不能对抗外来阻力。

4级：能对抗外来阻力使关节活动，但肌力较弱。

5级：正常肌力。

5. **叩诊**　即神经反射检查。

（1）浅反射：腹壁反射、提睾反射、肛门反射、足底反射。

（2）深反射：肱二头肌反射、肱三头肌反射、膝跳反射、跟腱反射。

第二节　脊柱特殊体格检查

1. **椎间孔挤压试验**　患者坐位，检查者双手手指互相嵌夹相扣，以手掌面压于患者头顶部或者前额部，两前臂掌侧夹于患者头两侧保护，不使头颈歪斜，同时向患侧或健侧屈曲颈椎，也可以前屈后伸，若出现颈部或上肢放射痛加重，即为阳性。多见于神经根型颈椎病或颈椎间盘突出症。该试验使颈椎间孔变窄，从而加重对颈神经根的刺激，故出现疼痛或放射痛。

2. **侧屈椎间孔挤压试验**　患者取坐位，头稍后仰并向患侧屈曲，下颌转向健侧，检查者双手放在患者头顶向下挤压。如引起颈部疼痛，并向患侧手部放射即为阳性。最常见于C_5椎间盘突出症，此时疼痛向拇指、手及前臂放射。对怀疑有颈椎结核或不稳定性骨折者，为防止脊髓损伤，最好不做此试验。

3. **后仰椎间孔挤压试验** 患者取坐位，头稍后仰，检查者双手交叉放在患者头顶，再向下方挤压。如引起颈部疼痛，并向患侧上肢放射，即为阳性。阳性结果见于颈椎病。对怀疑有颈椎结核或不稳定性骨折者，为防止脊髓损伤，不做此试验。

4. **椎间孔分离（引颈）试验** 检查者一手托住患者颏下部，另一手托住其枕部，然后逐渐向上牵引头部，如患者感到颈部和上肢的疼痛减轻，即为阳性。该试验可以拉开狭窄的椎间孔，减轻颈椎小关节周围关节囊的压力，缓解肌肉痉挛，减少神经根的挤压和刺激，从而减轻疼痛。

5. **椎动脉扭曲试验** 用于检查椎动脉型颈椎病。患者坐位，头颈放松，检查者站在患者身后，双手抱住患者头枕两侧，将患者头向后仰的同时转向一侧，若出现眩晕则为阳性。

6. **叩顶试验** 用于检查颈椎病或颈椎损伤。患者端坐，医生一手平按患者头顶，用另一手握拳叩击按在患者头顶的手掌背，如果患者感觉颈部疼痛不适或者上肢放射痛、麻木，则为阳性。怀疑颈椎损伤时，头顶部叩击力及挤压力不宜过重，以免加重损伤。

7. **屈颈试验** 用于检查脊髓型颈椎病或腰椎间盘突出症。患者平卧，上肢置于躯干两侧，下肢伸直，令患者抬头屈颈，若出现上下肢放射性麻木或疼痛则为阳性。

8. **吞咽试验** 患者端坐，嘱患者做吞咽动作，如出现吞咽困难或颈部疼痛为阳性。如果患者能明确说出平日吞咽食物时有疼痛，也是阳性体征。常用于检查颈部病变是否影响吞咽活动。

9. **臂丛神经牵拉试验** 患者坐位，头微屈，检查者立于患者被检查侧，一手推头部向对侧，同时另一手握该侧腕部做相对牵引，此时臂丛神经受牵拉，若患肢出现放射痛、麻木，则为阳性，多见于神经根型颈椎病患者。

10. **艾德森试验** 患者坐位，用手指触摸患者的桡动脉，同时将其上肢外展后伸并外旋，然后嘱患者深吸气并向患侧旋转下颌，若出现桡动脉搏动减弱或消失并出现颈、肩、背痛即为阳性。常见于颈肋综合征、前斜角肌综合征及胸廓出口综合征，也见于颈椎病、颈部肿瘤引起的臂丛神经受压，临证需加以鉴别。

11. **挺胸试验** 医者触及患肢的桡动脉，嘱患者立正，尽量将肩部转向后下方做挺胸动作，若桡动脉搏动减少或消失即为阳性。常见于检查胸廓出口综合征。

12. **上肢过度外展试验** 医者触及患肢的桡动脉，并将患肢被动充分外展，若桡动脉搏动减少或消失则为阳性。

13. **上肢外展握拳试验** 嘱患者将两侧上肢外展 90° 并旋外，双手做连续快速握拳、展开动作。如患侧上肢迅速自远端向近侧出现疼痛、无力、自动下落，而健侧不出现症状，并维持 1 分钟以上者为阳性，考虑胸廓出口综合征。

14. **上肢过度下牵试验** 嘱患者用患肢提携重物，或向下牵拉患肢，患肢出现麻痛或紫暗发凉等神经、血管症状者为阳性，常见于胸廓出口综合征。

15. **拾物试验** 嘱患者拾起地上物品，正常患者可以两膝微屈，弯腰拾物。若腰部有病变，可见患者屈髋屈膝、腰部挺直，一手扶膝下蹲，一手拾地上的物品。常用于检查患者脊柱前屈功能有无障碍。

16. **屈膝屈髋试验（仰卧屈髋试验）** 患者仰卧位，双腿靠拢，嘱其尽量屈曲髋、膝关节，检查者也可两手推膝，使患者髋、膝关节尽量屈曲，臀部离开床面，腰部被动前屈，若腰骶部发生疼痛，即为阳性。若行单侧髋、膝屈曲试验，患者一侧下肢伸直，检查者用同样方法，使另侧髋、膝关节尽量屈曲，则腰骶关节和骶髂关节可随之运动，若有疼痛即为阳性，表示有闪筋、扭腰、劳损，或者有腰椎椎间关节、腰骶关节或骶髂关节等关节病变。

17. **直腿抬高试验** 患者仰卧位，两下肢伸直靠拢，检查者一手握其踝部，一手扶膝保持下肢伸直，逐渐抬高患者下肢。正常者可以抬高 70°~90° 而无任何不适感觉，若小于以上角度即感该下肢有传导性疼痛或麻木则为阳性，多见于坐骨神经痛和腰椎间盘突出症患者。

18. **直腿抬高加强试验（足背屈试验）** 将患者下肢直腿抬高到开始产生疼痛的高度，检查者用一手固定此下肢保持膝伸直，另一手背伸患者踝关节，放射痛加重者为直腿抬高加强试验阳性。该试验用以鉴别是神经受压还是下肢肌肉等原因引起的抬腿疼痛。

19. **健侧直腿抬高试验** 医者做健侧直腿抬高动作，如患侧下肢出现坐骨神经放射痛为阳性。用以检查腰椎间盘突出症。

20. **坐位屈颈试验** 患者坐位，双腿伸直，然后颈部前屈，如出现下肢放射性疼痛，或患者为减轻牵拉痛而不自主屈膝，即为阳性，见于脊髓型颈椎病或腰椎间盘突出症。

21. **仰卧挺腹试验** 通过增加椎管内压力，刺激神经根产生疼痛，以诊断椎间盘突出症，具体操作分 4 个步骤。①患者仰卧，双手放在腹部或身体两侧，以头枕部和双足跟为着力点，将腹部及骨盆用力向上挺起，若患者感觉腰痛及患侧传导性腿痛即为阳性。若传导性腿痛不明显，则进行下一步骤。②患者保持挺腹姿势，先深吸气后暂停呼吸，用力鼓气，直至脸面潮红约 30 秒，若有传导性腿痛即为阳性。③在仰卧挺腹姿势下，用力咳嗽，若有传导性腿痛即为阳性。④在仰卧挺腹姿势下，检查者用手轻压双侧颈内静脉，若出现患侧传导痛即为阳性。

22. **股神经牵拉试验** 对高位腰椎间盘突出症有意义。患者俯卧，患侧膝关节屈曲，上提小腿，使髋关节处于过伸位，若出现大腿前方痛即为阳性。L_2/L_3 和 L_3/L_4 椎间盘突出时，该试验为阳性，而 L_4/L_5、L_5/S_1 椎间盘突出则为阴性。

23. **Schober 试验** 令患者直立，在其背部正中线髂嵴水平做一标记为零，向下 5cm 做一标记，向上 10cm 再做另一标记，然后令患者弯腰（双膝保持直立），测量两个标记间距离，若增加少于 4cm 即为阳性。阳性说明腰椎活动度降低，可见于强直性脊柱炎中晚期。

第三节 肩关节特殊体格检查

1. **搭肩试验** 又称杜加斯征。将患肢肘关节屈曲，患肢手搭在对侧肩部，肘关节能贴近胸壁为正常。若肘关节不能靠近胸壁，或肘关节贴近胸壁时患肢手不能搭在对侧肩部，或两者均不能，为阳性征，表示肩关节脱位。

2. **直尺试验** 正常人肩峰位于肱骨外上髁与肱骨大结节连线的内侧。用直尺贴在上臂的外侧，下端靠近肱骨外上髁，上端如能与肩峰接触则为阳性征，表示肩关节脱位。

3. **肩外展疼痛弧试验** 在肩外展 60°~120° 时，因冈上肌腱与肩峰下摩擦，肩部出现疼痛即为阳性征，这一特定区域称为疼痛弧。见于冈上肌腱炎。

4. **冈上肌腱断裂试验** 在肩外展 30°~60° 时，三角肌用力收缩但不能外展举起上臂，越外展用力，肩越高耸，但被动外展到 60° 以上后，患者能主动举起上臂，说明冈上肌腱正常，60°~120° 之间主动上举出现疼痛乏力则提示冈上肌腱断裂或损伤。

5. **肱二头肌抗阻力试验** 屈肘做前臂抗阻力旋后动作，引起肱骨结节间沟部位疼痛为阳性征。见于肱二头肌长头腱鞘炎。

6. **落臂试验** 患者取立位，先将患侧上肢伸直，被动外展至90°，去除医生的帮助，令其缓慢地放下上肢。如不能慢慢地放下上肢，而突然直落到体侧，则为本试验阳性，提示肩袖破裂。

7. **Jobe 试验** 又称空罐试验。患者取坐位，双上肢外展90°，内旋肩关节使双大拇指朝下，然后肩关节向前屈曲30°。检查者施加向下的压力并嘱患者维持原姿态，评估双侧冈上肌肌力，如抗阻乏力为阳性，提示冈上肌病变可能。

8. **抬离试验** 患者将手背置于下背部，手心向后，手抬离背部，可给予适当阻力，不能抬离背部或抗阻乏力提示肩胛下肌损伤。

第四节 髋关节特殊体格检查

1. **骨盆挤压与分离试验** 患者仰卧位，医生用两手分别压在骨盆的两侧髂前上棘处，向内相对挤压为挤压试验；两手分别压在骨盆的两侧髂嵴内侧，向外下方做分离按压称为分离试验。若引起损伤部位疼痛加剧则为阳性征，常见于骨盆环的骨折或错缝。

2. **骶髂关节分离试验（4字试验）** 患者仰卧位或坐位，患侧下肢屈膝屈髋，将患侧下肢外踝放于对侧膝上，做盘腿状，医生一手扶住对侧髂嵴部，另一手将患侧的膝部向外侧挤压，若骶髂关节有病变，则出现该处的疼痛，为阳性征。做此试验应先排除髋关节骨折病变。

3. **床边试验** 又称 Gaenslen 征。患者仰卧位靠床边，臀部稍突出床沿，大腿下垂。健侧下肢屈膝屈髋，贴近腹壁，患者双手抱膝以固定腰椎。医生一手扶住患侧髂嵴以固定骨盆，另一手用力下压置于床边的大腿，使髋关节尽量后伸，若骶髂关节发生疼痛则为阳性征，说明骶髂关节病变。

4. **斜扳试验** 患者仰卧，健侧腿伸直，患侧屈髋、屈膝各90°并被动内收下压，如骶髂关节疼痛为阳性。

5. **单髋后伸试验** 患者俯卧，两下肢并拢伸直，医者一手按住骶骨中央部，另一手肘部托住患侧大腿下部，用力向上抬起患肢，使之过度后伸，如骶髂关节疼痛为阳性。用于检查骶髂关节是否有病变。

6. **屈髋膝内收试验** 患者仰卧，患侧屈髋屈膝，向内侧下压髋关节，患膝不能贴近腹壁者为阳性（腹部正常大小），考虑髋关节病变或臀肌挛缩。

7. **坐位交腿试验** 嘱患者坐位，交叉双腿，不能完成者为阳性。用于检查臀肌挛缩症。

8. **奥伯试验（Ober test）** 患者侧卧，健侧在下，并使髋膝呈屈曲状。检查者一手固定骨盆，另一手握住患肢踝部，使膝关节屈曲 90°状，之后屈髋、外展再伸直。此时放松握踝的手，使患肢自然落下，正常人应落在健肢之后方，如不能落下或落在健肢的前方则为阳性，提示髂胫束挛缩。

9. **髋关节屈曲挛缩试验** 又称托马斯（Thomas）征。患者仰卧，将健侧髋膝关节尽量屈曲，大腿贴近腹壁，使腰部接触床面，以消除腰前凸增加的代偿作用。再让其伸直患侧下肢，若患肢随之跷起而不能伸直平放于床面，即为阳性征。说明该髋关节有屈曲挛缩畸形，并须记录其屈曲畸形角度。

10. **髋关节过伸试验** 又称腰大肌挛缩试验。患者俯卧位，患侧膝关节屈曲 90°，医生一手握其踝部将下肢提起，使髋关节过伸，若骨盆亦随之抬起，即为阳性征。腰大肌脓肿及早期髋关节结核可有此体征。

11. **单腿独立试验** 又称特伦德伦堡（Trendenburg）征。此试验是用于检查髋关节承重功能。先让患者健侧下肢单腿独立，患侧腿抬起，患侧臀横纹（骨盆）上升为阴性；再让患侧下肢单腿独立，健侧腿抬高，若见健侧臀横纹（骨盆）下降，为阳性征。表明承重侧的髋关节不稳或臀中、小肌无力，任何使臀中肌无力的疾病均可出现该阳性征。

12. **下肢短缩试验** 又称艾利斯（Allis）征。患者仰卧，双侧髋、膝关节屈曲，足跟平放于床面上，正常两侧膝顶点等高、若一侧较另一侧低即为阳性征。表明股骨或胫、腓骨短缩或髋关节脱位。

13. **望远镜试验** 又称套叠征，患者仰卧位，医生一手固定骨盆，另一手握患侧腘窝部，使髋关节稍屈曲，将大腿纵向上下推拉，若患肢有上下移动感即为阳性征。表明髋关节不稳或有脱位，常用于小儿先天性髋关节脱位的检查。

14. **蛙式试验** 患儿仰卧，双侧髋膝关节屈曲 90°，再做双髋外展外旋动作，呈蛙式位，若一侧或双侧大腿不能平落于床面，即为阳性征，表明髋关节外展受限。用于小儿先天性髋关节脱位的检查。

15. **髋关节整复试验** 患儿平卧，患肢屈髋、屈膝，检查者一手握膝部徐徐外展，另一手拇指置于腹股沟下方偏内，余下四指抵住大粗隆，并逐渐向下加压。如感到滑动声，并有弹跳，则表示该关节脱位。如再让髋关节内收，又出现滑动及向外弹跳，表示股骨头再脱位，此即阳性。

第五节 膝关节特殊体格检查

1. **浮髌试验** 患肢伸直，医生一手虎口对着髌骨上方，手掌压在髌上囊，使液体流入关节腔，另一手食指以垂直方向按压髌骨，若感觉髌骨浮动，并有撞击股骨髁部的感觉，即为阳性征，表明关节内有积液。

2. **抽屉试验** 又称推拉试验。患者仰卧，屈膝90°，足平放于床上，医生坐于患肢足前方，双手握住小腿做前后推拉动作。向前活动度增大表明前交叉韧带损伤，向后活动度增大表明后交叉韧带损伤，可做两侧对比检查。

3. **挺髌试验** 患侧下肢伸直，医生用拇、食指将髌骨向远端推压，嘱患者用力收缩股四头肌，若引起髌骨部疼痛为阳性征。常见于髌骨软骨软化症。

4. **回旋挤压试验** 又称麦氏（McMurry）征。患者仰卧，患腿屈曲，医生一手按在膝上部，另一手握住踝部，使膝关节极度屈曲，然后外展、内旋小腿，同时伸直膝关节，若有弹响和疼痛为阳性征，表明外侧半月板损伤；内收、外旋小腿同时伸直膝关节，若出现弹响和疼痛，表明内侧半月板损伤。

5. **研磨提拉试验** 又称阿波来（Apley）征。患者仰卧，膝关节屈曲90°，医生用小腿压在患者大腿下端后侧作固定，在双手握住足跟沿小腿纵轴方向施加压力的同时做小腿的外展外旋或内收内旋活动，若有疼痛或弹响，即为阳性征，表明外侧或内侧的半月板损伤；提起小腿做外展外旋或内收内旋活动而引起疼痛，表示外侧副韧带或内侧副韧带损伤。

6. **侧卧屈伸试验（重力试验）** 患者侧卧，被检查肢体在上，医生托住患者的大腿，让其膝关节做伸屈活动。若出现弹响，表明内侧半月板损伤；若膝关节外侧疼痛，表示外侧副韧带损伤。同样的方法，被检查的肢体在下，做伸屈活动，出现弹响为外侧半月板损伤，出现膝关节内侧疼痛为内侧副韧带损伤。

7. **侧副韧带损伤（膝关节分离）试验** 患者伸膝，并固定大腿，检查者用一只手握踝部，另一手扶膝部，做侧位运动检查内侧或外侧副韧带，若有损伤，检查牵扯韧带时，可引起疼痛或异常活动。

8. **膝关节交锁征** 患者取坐位或仰卧位，嘱患者做患肢膝关节屈伸活动数次，若关节突然出现疼痛，不能屈伸为阳性。用以检查是否有半月板损伤。

9. **髌骨研磨试验** 挤压髌骨，或者上下左右滑动髌骨时有粗糙感和摩擦音，并伴有疼痛不适；或者一手尽量地将髌骨推向一侧，另一手直接按压髌骨，若髌骨后出现疼痛，均为阳性，考虑髌骨软化症。

10. **单腿下蹲试验** 患肢单腿站立，逐渐下蹲时出现膝软、膝痛为阳性，髌下出现摩擦音亦为阳性。用以检查髌骨软化症。

11. **膝过伸试验** 患者仰卧，膝关节伸直平放，医者一手握伤肢踝部，另一手按压膝部，使膝关节过伸，若髌下脂肪垫处有疼痛，即为阳性。用以检查髌下脂肪垫损伤。

12. **髌腱松弛压痛试验** 患者仰卧，膝伸直。医者一手拇指放在内膝眼或外膝眼处，另一手掌根放在前一拇指指背上，放松股四头肌（髌腱松弛），逐渐向下用力，压处有明显疼痛感，再令患者收缩股四头肌，重复以上动作，每次压力相等，若出现疼痛减轻者为阳性。用以检查髌下脂肪垫损伤。

第六节　踝关节特殊体格检查

1. **捏小腿三头肌试验** 患者坐位，足垂床边，医者用手捏挤小腿三头肌肌腹，如果引起足踝跖屈，为阴性，如果无足踝跖屈，为阳性。用以检查跟腱是否断裂。

2. **跟腱挛缩试验** 患者坐位，如膝关节屈曲，跖屈畸形，为比目鱼肌挛缩；如膝关节伸直，足跖屈畸形，为腓肠肌挛缩；如膝伸直或屈曲位均出现跖屈畸形，为双肌挛缩。用以检查跟腱挛缩是由比目鱼肌挛缩所致，还是腓肠肌挛缩所致。

3. **前足横挤试验** 医者用手握住患足前足部，横向用力加压，若出现剧烈疼痛为阳性。用以检查跖骨骨折。

4. **跟轴线测量** 患者站立位，作跟腱纵轴线和跟骨纵轴线。若两条线重叠为阴性，若两线成角则为阳性。用以检查是否有足内翻或外翻畸形。

5. **足弓指数测定** 足平放在地板上，足跟到第二足趾尖的长度为足长度，足最高处至地板的距离为足弓高度。足弓指数 = 足弓高度 ×100/ 足长度，正常值约为 29~31，指数小于 29 为扁平足，大于 31 为高弓足。

6. **足内、外翻试验** 若踝关节内翻引起外侧疼痛，表示外侧副韧带损伤；若踝关节外翻引起内侧疼痛，表示内侧副韧带损伤。

第四章 诊断与鉴别诊断

第一节 诊 断

1. **软组织疼痛可能原因** ①肌肉疾病：肌肉劳损、筋膜炎、扭伤、挫伤等，表现为局部疼痛、肿胀、压痛等；②韧带疾病：韧带拉伤、韧带炎等，多由于运动损伤、外力撞击等引起，表现为关节部位疼痛、活动受限等；③神经系统：如神经炎、神经痛等，可能由于感染、压迫、炎症等原因导致，表现为沿神经分布的疼痛、麻木、刺痛等；④血管疾病：如动脉炎、静脉炎、血栓等，可能导致局部缺血或淤血，表现为疼痛、肿胀、皮肤温度改变等；⑤风湿病的后遗症：如类风湿、强直性脊柱炎、结缔组织病后肌肉萎缩、关节僵硬等；⑥其他：骨折、关节炎、肿瘤等其他可能导致软组织疼痛的疾病。

2. **临床诊断** 临床诊断需从以下方面入手。

（1）病史：包括疼痛的部位、性质、持续时间、诱发缓解因素等，有助于初步判断病因。

（2）触诊：通过对疼痛部位的触诊、压痛、活动度检查等，可以进一步了解软组织的病变情况、位置，属于新伤还是旧伤。

（3）试验检查。

（4）影像检查：包括 X 线、CT、MRI、超声等。

（5）实验室检查：如血生化、免疫等。

（6）神经电生理检查等。

第二节 鉴别诊断

在诊断过程中，需与其他疾病进行鉴别，以免误诊、漏诊。

1. **风湿、骨关节病等**

（1）类风湿关节炎：女性多于男性，受累关节疼痛剧烈，晨僵明显，好发于四肢小关节，常呈对称性肿胀。活动期血沉增快，类风湿因子多为阳性，X线片常可见骨质疏松及不同程度的骨质破坏。

（2）风湿性关节炎：有链球菌感染史，并常于再次感染链球菌后复发，疼痛呈游走性，活动期血沉增快，抗O试验、类风湿因子、C反应蛋白等为阳性，早期X线检查多无异常。

（3）膝关节非特异性滑膜炎：表现为反复出现的膝关节腔积液，浮髌试验阳性。膝关节肿胀程度与该关节疼痛及活动受限程度不一致，关节肿胀很严重，但关节疼痛却较轻，常表现为闷胀感，X线片仅表现为软组织肿胀。

（4）强直性脊柱炎：多发生于年轻男性，主要病变在韧带附着部，棘间韧带等可骨化，使脊柱呈竹节样改变，而椎间盘则很少累及。X线表现与退行性脊柱病变有明显不同，且以骶髂关节X线改变为主，风湿免疫及HLA-B27等可阳性。

（5）痛风性关节炎：由于尿酸盐沉积在关节囊、滑囊、软骨、骨质和其他组织中而引起炎性反应及病损，好发于40岁以上的男性，多见于拇趾的跖趾关节。表现为突发的关节红肿热痛，以单侧第一跖趾关节最常见。常于夜间发作，疼痛剧烈，数小时内达到高峰，可伴有发热、乏力、头痛等症状。尿酸盐结晶可在关节液或痛风石中找到，血尿酸高出正常值。

（6）银屑病关节炎：男性居多，常非对称性侵犯远端跖趾关节，且有20%的患者血尿酸偏高。但患者多发于银屑病之后，多侵犯跖趾关节远端，半数患者伴有指甲增厚凹陷呈脊形隆起。X线影像可见严重关节破坏，关节间隙增宽，跖趾末节骨端骨质吸收缩短如刀削状。

（7）结核变态反应性关节炎：常先累及小关节，逐渐波及大关节，且呈多发性、游走性。患者体内有结核活动病灶，无关节强直畸形，关节周围皮肤常有结节红斑。X线片示骨质疏松，无骨皮质缺损改变。滑液可见较多单核细胞，但无尿酸盐结晶。结核菌素试验阳性，抗结核治疗有效。

（8）关节结核：患者多为儿童和青壮年，髋关节结核中，单纯滑膜结核和单纯骨结核都较少，患者就诊时大部分表现为全关节结核。患者有消瘦、低热、盗汗等结核相关症状，且伴血沉加快、结核抗体阳性。可有肺部或脊柱感染灶。

（9）化脓性关节炎：有急性感染性发热症状，患肢常处于屈曲、外展、外旋的被动体位。可有关节红肿、疼痛等症状。血白细胞、中性粒细胞增高，血沉加快，血细菌培养可阳性。关节液呈血性浆液性或脓性混浊性，检查可发现大量白细胞、脓细胞，细菌培养阳性。X 线表现早期可见关节囊肿胀、关节间隙增宽，后期关节软骨破坏后，关节间隙变窄，软骨下骨质疏松破坏，形成骨内脓肿、骨破坏、骨融合等。

（10）恶性肿瘤：本病常见于 10~20 岁的青少年，男性多，以疼痛为主要症状。活动后疼痛加剧，关节功能障碍。本病进展缓慢，可多年无明显进展，疼痛轻微，X 线片可见骨骺部或近骨骺端有圆形或椭圆形的透亮区，为中心或偏心性生长，边缘清晰，可有硬化壁，很少有骨膜反应。肿瘤内可有斑点状或斑片状钙化阴影。

（11）骨坏死：创伤性骨坏死，由于骨折术后固定，或保守治疗，骨折不愈合，出现骨坏死；或长期大量使用糖皮质激素导致骨坏死；或酗酒导致酒精性骨坏死。

（12）神经瘤：是一种起源于神经鞘细胞的良性肿瘤。这种肿瘤可发生在任何神经干上，但最常见于四肢、颈部和颅内的神经。通过详细的病史、体格检查、神经影像学检查及组织病理学检查可鉴别。

2. 内科疾病

（1）心血管系统：此系统病种多、症状杂，如心绞痛、急性心肌梗死、心肌炎、急性心包炎、二尖瓣或主动脉瓣病变、主动脉瘤、肺动脉高压、心脏神经症等疾病。如心肌梗死导致后背痛，中年以后多发，呈不规律心前区压榨样疼痛，伴胸闷、心律不齐等，心电图及心肌酶谱等检查可帮助鉴别诊断，必要时需邀请专科会诊协助诊治。

（2）肝胆系统：胆囊炎、胆结石可致右侧背痛，胆囊炎病史，食油腻诱发胆囊肿大、压痛等体征，结合彩超、血常规可诊断。肝炎患者肝区疼痛伴厌食乏力，肝功能等生化检查可助诊断。

（3）胰腺疾病：胰腺区疼痛，饭后加重，可伴黄疸等。彩超、CT 可见胰腺肿大或占位，血清淀粉酶、肿瘤标志物等检查阳性。

（4）肺癌：进行性、持续性胸部疼痛，伴咳嗽、消瘦乏力等全身症状。肺部 CT 和肿瘤标志物异常。

（5）气胸：突发的胸痛伴咳嗽、呼吸困难等症状，起病急。可有剧烈运动、剧烈咳嗽、穿刺、外伤史。肺部 CT 可确诊。

（6）肾结石：腰背阵发性剧烈疼痛，可有尿血等症状。彩超或 CT 可诊断。

（7）肠梗阻：腹部鼓胀疼痛，食不下，排不出，进行性加重。腹部 X 线片或 CT 可确诊。

（8）胃部疾病：如胃炎、胃痉挛、梗阻、胃溃疡、胃癌等，表现为上腹部疼痛、呕吐、便血、上腹部鼓胀等症状。超声、CT、胃镜等检查可确诊。

（9）妇科疾病：如痛经、异位妊娠、黄体破裂、盆腔炎等，表现为下腹部疼痛、阴道出血等症状。彩超、宫腔镜、血生化等检查可诊断。

第二篇

特色治疗技术

第一章 神经刺激术

第一节 概 述

神经刺激术，利用毫针、手指、筋膜枪、电极等方式对特定神经进行刺激，达到调节神经、治疗疾病的目的。利用针刺激的，又称神经针刺激。神经刺激不仅有助于缓解急慢性疼痛，还可以改善神经功能，促进支配区域组织的修复，也有调节内脏功能、调节腺体分泌、调节激素水平等功能。神经针刺激术在疼痛管理领域应用广泛，通过调动自身调节系统治疗复杂、难治性疼痛疾病，具有安全、简单、疗效快、成本低等优点。

1. **疗效机制** 通过刺激神经末梢或神经干，产生神经冲动，进而影响中枢、周围神经活动。这种刺激可以：

（1）激活机体内源性疼痛抑制系统，减少疼痛信号的传递，促进镇痛神经递质分泌。

（2）促进局部组织血液循环，促进神经再生，促进组织修复和代谢，如神经康复、骨折康复等。

（3）调节血管平滑肌舒缩功能，达到调节血压作用。

（4）调节内脏平滑肌活动，缓解痉挛、促进蠕动，如胃肠痉挛疼痛、内容物潴留等。

（5）调节腺体激素的分泌：如刺激星状神经节等自主神经，可以调节甲状腺、胸腺激素的分泌，缓解抑郁失眠等症状；刺激支配胰腺的神经，可以调节胰岛激素分泌；刺激支配肾上腺的神经，可以促进肾上腺激素分泌。

（6）生殖系统：刺激盆底神经，促进盆腔脏器血液循环、平滑肌运动和性腺分泌活动，促进输卵管、输精管蠕动，促进卵巢、精腺分泌，从而促进生殖系统功能，治疗男科疾病、妇科疾病及不孕不育等。

2. **适应证**

（1）适用于治疗各种痛证、痹证、痿证，如颈椎病、腰椎间盘突出、中风后遗症、外伤性瘫痪等。

（2）周围神经病，如神经根炎、神经根嵌压、神经损伤等。

（3）肌筋膜炎、肌肉萎缩等。

（4）脏器功能失调，如心脏神经症、胃肠功能紊乱等。

（5）内分泌腺调理，如糖尿病、甲状腺疾病、肾上腺疾病等。

（6）针刺麻醉镇痛。

（7）其他，如不孕不育、月经失调、某些精神疾病等。

3. **禁忌证**

（1）患有严重内科疾病者，如中风早期，重型糖尿病，严重心、肝、肾功能不全等。

（2）局部或全身感染性疾病。

（3）血液病，如凝血功能异常、血小板减少、血友病等。

（4）施术部位有皮损或重要脏器者。

（5）肿瘤、结核、骨髓炎等患者。

（6）患有精神疾病，不能配合治疗者。

（7）安装有起搏器、针刺部位体内有金属等。

（8）其他不适合施术者。

4. **注意事项**

（1）操作前需充分了解患者的病情和病史，制定精确的治疗计划。

（2）严格把握适应证、禁忌证，严格把控医疗安全。

（3）熟悉神经解剖，熟练进针手法。临近神经时宜缓慢、探索式进针，刺激而不损伤。

（4）操作过程中应遵循无菌原则，避免感染。

（5）刺激强度因人而异，因病而异，避免过度刺激。

（6）电针刺激时，电流量应逐渐从小到大，切勿突然增强，防止引起肌肉强烈收缩，或导致弯针、断针、晕针等意外事故。

（7）操作后观察休息 30 分钟，如有异常，及时采取处理措施。

5. **操作**　体位同毫针刺法，定点、严格消毒，按毫针刺法进针，定点刺入后向目标神经干区域探索进针，出现放射或异样感时稍退针；可上电针仪，选择适当波型（密波：其脉冲频率一般在 50~100 次 /s，能降低神经应激；疏波：其脉冲频率常为 2~5 次 /s，刺激作用较强，能引起肌肉收缩，提高肌肉、韧带张力）。

第二节　毫针神经针刺

1. 三叉神经针刺

定点：①眼支，眶上神经点，眉毛内侧眶上缘凹陷中（攒竹穴）；②上颌支，颧骨下（约颧髎、巨髎穴向上）；③下颌支，下颌切迹向后（约下关穴位置）。（见图 2-1-2-1）

适应证：三叉神经痛、牙痛、前额痛、面部痛等。

操作：侧卧或仰卧，定点，严格消毒。眼支用细短针从眶上孔斜刺探索刺激眼神经眶上分支；上颌神经从下颌切迹进针向前上方（眼球方向）进针寻找异感，进针深度不超过 5cm；下颌神经从下颌切迹朝耳后、卵圆孔方向进针刺激，引出异感。

注意：三叉神经属于混合神经，进出头颅面部孔窍，局部有脑髓和神经、血管伴行，容易出血及损伤颅脑、感染等，需要谨慎进针和无菌操作。

2. 面神经针刺

定点：①茎乳孔点，乳突与下颌角间；②上升支，耳垂前缘凹陷（包括颞支、颧支、颊支）；③下降支，咬肌下颌骨附着点前缘（下颌支、颈支）。（见图 2-1-2-2）

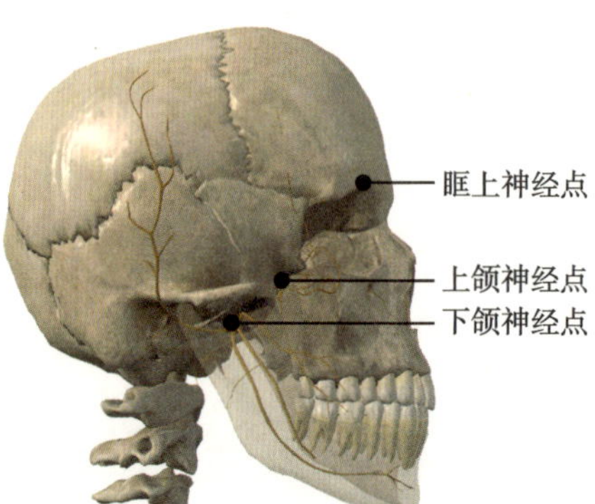

图 2-1-2-1　三叉神经针刺定点

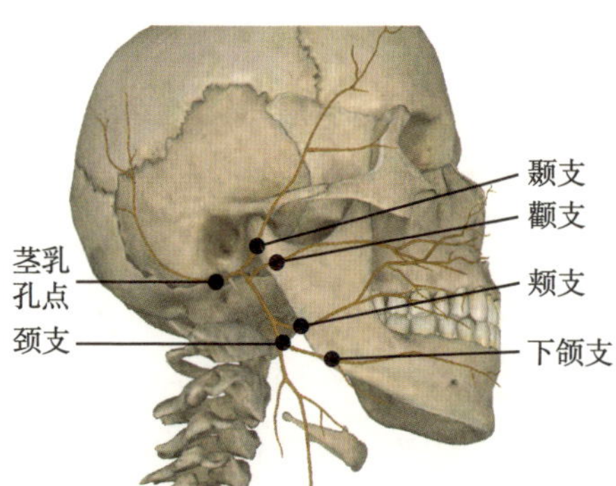

图 2-1-2-2　面神经针刺定点

适应证：面神经痛、面神经炎、面部除皱及美容等。

操作：侧卧或仰卧，定点，严格消毒。茎乳孔点针刺向后，乳突与茎突之间进针 1~2cm 探索刺激；上升支患者微张口，耳垂与下颌骨之间进针 1~2cm 探索刺激；下降支点为大迎穴处，探索进针 1cm，寻找异常感觉。

注意：面部针刺选用细短针，手法宜轻巧，切勿损伤颈部血管神经，引发血肿和损害。

3. **枕大、小神经针刺**

定点：共六点。①枕大神经穿头棘肌与颅骨附着点筋膜点；②枕大神经行第 2 颈椎椎弓后点（天柱穴）；③枕小神经经乳突后缘点（完骨穴）。（见图 2-1-2-3）

适应证：枕大、小神经支配区域疼痛麻木，头顶痛、颞区痛、颈源性头晕等。

操作：侧卧或俯卧，定点，严格消毒。毫针垂直刺入 1~3cm，探索刺激，引出颠顶（枕大神经）或侧头部（枕小神经）放射感。

注意：局部感染或肿瘤禁止施术，进针宜缓勿深，防止颈髓或者椎动脉、枕神经损伤。

4. **迷走、舌咽神经针刺**

定点：乳突与下颌角间凹陷中（翳风穴）。（见图 2-1-2-4）

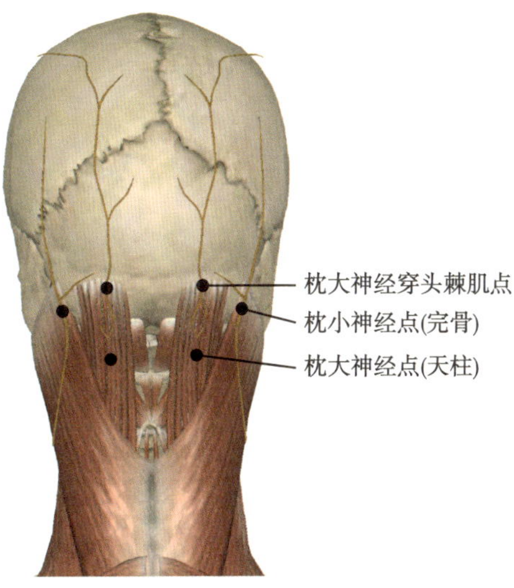

图 2-1-2-3　枕大、小神经针刺定点

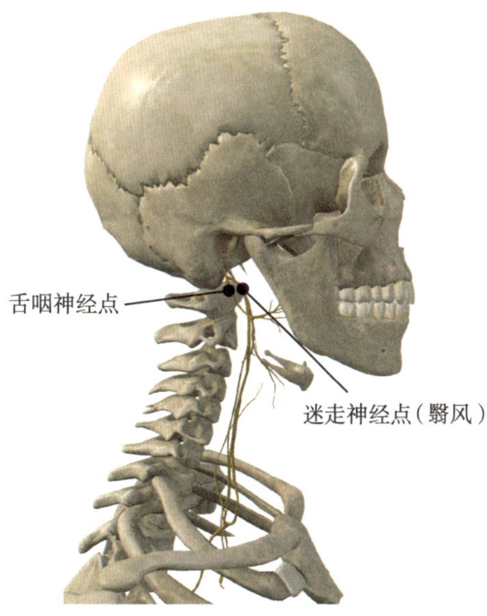

图 2-1-2-4　迷走、舌咽神经针刺定点

适应证：迷走神经症状，如胸闷心慌、腹痛腹胀、心率异常等；舌咽神经症状，如吞咽异常、舌咽神经痛等。

操作：侧卧或仰卧，定点，严格消毒。左手在进针点旁按压固定，分离浅层组织，细短针进针后探索寻找远端放射样异感。

注意：此处为颈外动、静脉循行处，舌咽、迷走神经伴行，进针宜谨慎，有弹性抵触或剧烈疼痛感时退针后调整针向，防止刺入咽腔或者血管，出针后按压针眼，防止出血，勿压颈动脉窦。

5. 颈丛神经后支针刺（见图 2-1-2-5）

定点：颈 4 神经点，甲状软骨水平，胸锁乳突肌后缘，颈外静脉与胸锁乳突肌夹角后上缘（变异者以前者为准）；颈 3 神经点，胸锁乳突肌后缘，颈 4 神经点上约 2cm；颈 2 神经点，胸锁乳突肌后缘，颈 3 神经点上约 2cm。

适应证：神经根型颈椎病、颈型颈椎病、颈源性头晕头痛、颈枕部疼痛，以及相应神经根支配区域的疼痛麻木、肌肉萎缩等。

操作：侧卧，定点，严格消毒。垂直进针 1~3cm，探索进针，寻找放射异感。

注意：此处深层有上颈段脊神经根前后支、椎动脉、颈动静脉、颈髓等，应探索式进针，进针动作宜轻巧，避免进针过深。

6. 副神经针刺

定点：胸锁乳突肌上中 1/3 区域后缘。（见图 2-1-2-6）

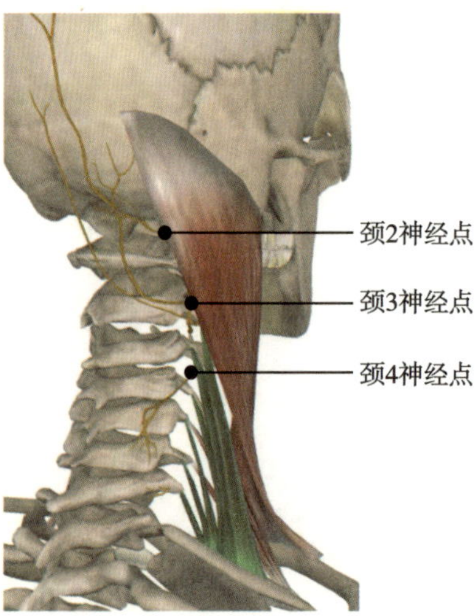

图 2-1-2-5 颈丛神经后支针刺定点

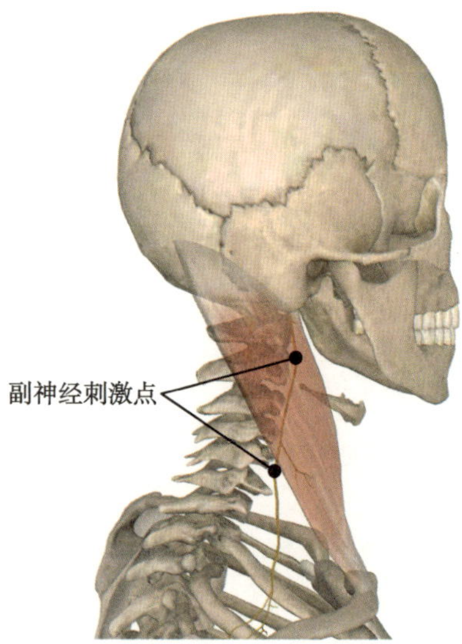

图 2-1-2-6 副神经针刺定点

适应证：胸前、胸背侧疼痛，肩胛后疼痛等。

操作：侧卧，定点，严格消毒。垂直进针 1~3cm，探索进针，寻找副神经支配区域放射异感。

注意：进针勿过深，刺激轻巧，探索式进针，防止损伤副神经、颈丛后支及附近血管。

7. 肩胛上神经针刺

定点：肩胛冈上缘，肩胛冈中点垂直线与冈上肌上缘交叉点骨突附近。（见图 2-1-2-7）

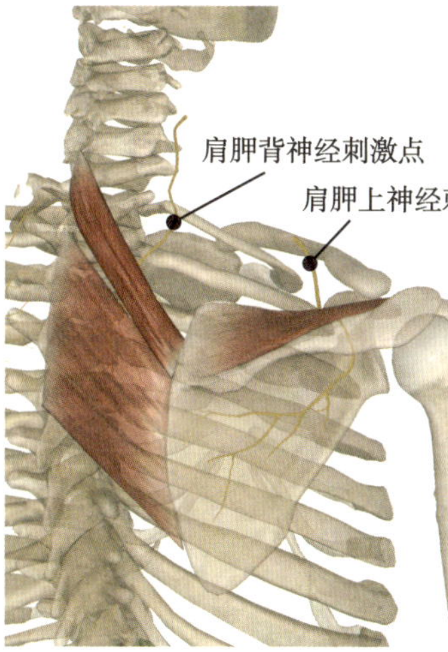

图 2-1-2-7　肩胛上神经、肩胛背神经针刺定点

适应证：肩胛上神经支配区域疼痛、麻木、肌肉萎缩，背肌筋膜炎等。

操作：侧卧或俯卧，定点，严格消毒。细短针进针 1~3cm，寻找肩胛上切迹的骨突，在其内外侧反复提插探索进针，寻找异感。

注意：进针需寻找肩胛上切迹骨突，并在骨突周围寻找异感，防止深入刺伤胸膜，出针后按压针眼，防止肩胛上动静脉刺伤出血。

8. 肩胛背神经针刺

定点：冈上肌后缘内中 1/3 处。（见图 2-1-2-7）

适应证：肩胛背神经支配区域疼痛麻木，背肌筋膜炎等。

操作：进针 1~3cm，探索进针，寻找异感。

注意：进针勿过深，防止刺伤相应区域血管神经、胸膜等。

9. **颈脊神经前支针刺**

定点:“颈四针”,选取胸锁乳突肌后缘,前、中斜角肌间沟。①平环状软骨,约为 C_6 神经根前支;②沿胸锁乳突肌后缘上约 2cm,约胸锁乳突肌与颈外静脉夹角后下缘,为 C_5 神经根前支;③再上约 2cm,约胸锁乳突肌与颈外静脉夹角后上缘,平甲状软骨上缘,为 C_4 神经根前支区域;④再上约 2cm,为 C_3 神经根前支区域。定位距离因身高、体型不同而异,临床定位需灵活,下同。(见图 2-1-2-8)

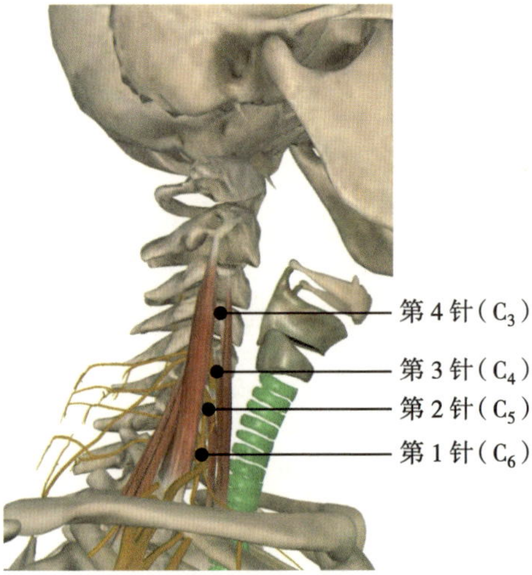

图 2-1-2-8 颈脊神经前支针刺定点

适应证:神经根型颈椎病、胸廓出口综合征、臂丛神经炎,支配区域疼痛、肌肉萎缩等。

操作:侧卧,定点,严格消毒。针尖向内后,探索式进针,适当调整针向,至刺激出现神经放射或异感,进针深度不超过 3cm;后支背侧疼痛者,可向后方探索刺激。

注意:手法宜轻巧,防止损伤血管神经,此处深层有颈部血管,如颈外动脉、静脉,椎动脉,距离锁骨上缘 3cm 区域有胸膜腔,注意防止误伤。

10. **星状神经刺激术**

定点:交感神经“颈四针”。①第 1 针,胸锁乳突肌后缘,前、中斜角肌间沟,环状软骨水平;②第 2 针,第 1 点顺胸锁乳突肌后缘上约 2cm,第 1 针、第 2 针位于颈外静脉与胸锁乳突肌夹角后下缘(无变异前提);③第 3 针,第 2 点顺胸锁乳突肌后缘上约 2cm,位于颈外静脉与胸锁乳突肌夹角后上缘(无变异

前提）；④第 4 针，颈前正中，平环状软骨水平，气管与旁边血管神经鞘之间，约星状神经节穿刺点。（见图 2-1-2-9）

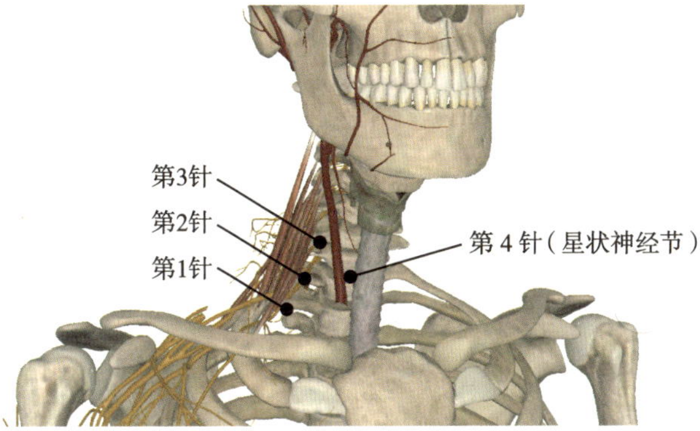

图 2-1-2-9　星状神经针刺定点

适应证：自主神经症状，如交感神经型颈椎病、甲状腺疾病、心脏神经症等导致的系列症状。

操作：仰卧，前 3 针定点位置向内后方进针，寻找放射异感，第 4 针操作时，术者左手食、中指从颈前气管、血管鞘之间插入分离，针从两指间隙插入，垂直进针，缓慢探索刺激，抵达椎体前。

注意：此处神经血管较多，下缘有胸膜腔，颈前有气管、颈动静脉，探索式进针，防止刺伤。

11. 桡神经针刺术

定点：①腋窝点，腋后纹头上，约肩贞穴；②桡神经跨肱骨外髁上缘约 10cm 处；③肘窝外侧（肱桡关节前），约尺泽穴。（见图 2-1-2-10）

适应证：桡神经支配区域疼痛、桡神经麻痹、神经根型颈椎病等。

操作：侧卧或仰卧，定点，严格消毒。毫针刺入针刺点后，缓慢提插调整针向，寻找异常感觉。手法宜轻巧，防止损伤血管和神经。

注意：腋窝往上深层有腋神经、腋动静脉，内侧胸廓、胸膜腔，位置浅表，注意防止误伤。

12. 正中神经针刺

定点：①肘前部正中，肱二头肌肌腱肘窝止点内侧，旋前圆肌肌腱尺骨冠突与肱骨内上髁两起点之间；②臂掌侧，桡侧腕屈肌腱和掌长肌腱之间，尺桡骨之间两点，约间使、内关、大陵穴区域。（见图 2-1-2-11）

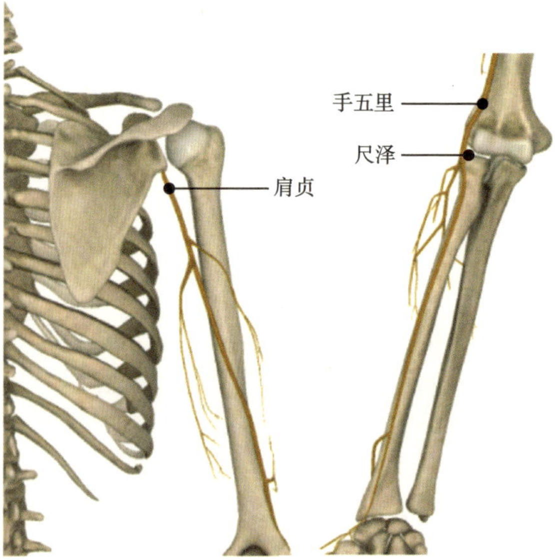

图 2-1-2-10　桡神经针刺定点

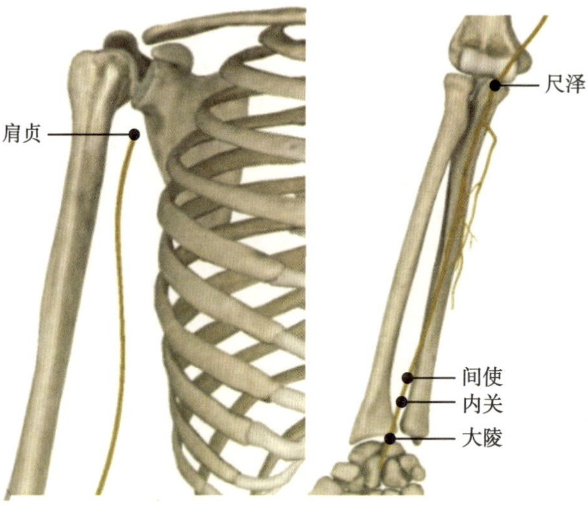

图 2-1-2-11　正中神经针刺定点

适应证：支配区域疼痛、正中神经麻痹等。

操作：仰卧，掌心向上，定点，严格消毒。毫针刺入针刺点后，缓慢探索式进针，提插调整针向，寻找异感。

注意：正中神经浅表，组织致密固定，缓冲余地小，应缓慢探索式进针，手法宜轻巧，防止损伤血管神经。

13. 尺神经针刺

定点：①腋窝尺神经经过处，约肩前穴；②肱骨内上髁顺肱骨上缘 3cm，肱二头肌内侧沟处；③尺神经沟（肱骨内上髁与尺骨鹰嘴之间，约小海穴）；④肱骨内上髁顺尺骨下缘约 2cm，尺侧腕屈肌腱与指浅屈肌腱之间；⑤腕掌部尺侧豌豆骨、钩骨桡侧沟，约神门穴。（见图 2-1-2-12）

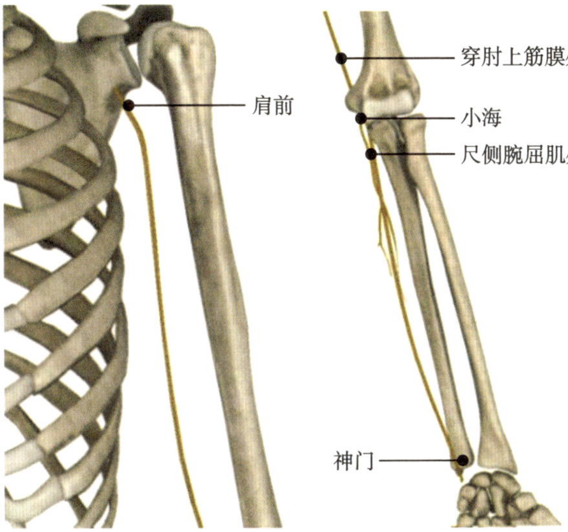

图 2-1-2-12　尺神经针刺定点

适应证：尺神经炎、肘管综合征、支配区域疼痛麻痹等。

操作：仰卧，掌心向上，定点，严格消毒。毫针刺入针刺点后，缓慢探索式进针，提插调整针向，寻找异感。

注意：尺神经沟及腕部点浅表固定，易刺伤，手法宜轻巧柔和，防止损伤血管神经。

14. 肋间神经针刺

定点：腋中线、腋后线区域，相应肋骨下缘。（见图 2-1-2-13）

适应证：肋间神经痛、侧胸壁疼痛等。

操作：侧卧或仰卧，定点，严格消毒。定点后，左手食指、中指夹住并固定肋骨上下缘，用长约 2cm 短针，针尖紧贴手指及肋骨下缘骨面进针，突破肋骨下缘肋间肌后退针，调向再刺，出现肋间神经放射异感则止。

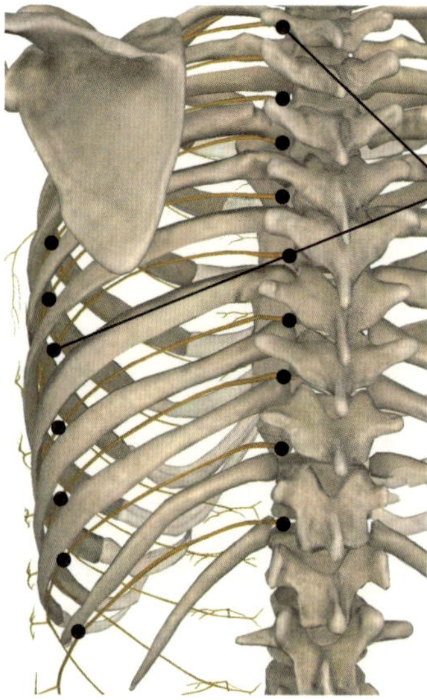

图 2-1-2-13　肋间神经针刺定点

注意：此处距胸膜腔近，体形消瘦、胸廓畸形者注意防范风险，宜紧贴骨面下缘进针，感受到突破肋间肌的落空感后勿再深入，防止损伤胸膜腔和肺组织。

15. 腰丛神经、腰交感神经针刺

定点：T_{12} 及 L_1、L_2、L_3、L_4 神经前支，位于椎体旁，相应横突间，棘突下缘旁开 3~3.5cm。（见图 2-1-2-14）

适应证：相应神经支配区域疼痛、麻木；腹痛，如股神经、髂腹下神经、髂腹股沟神经痛；腹腔自主神经紊乱，腹腔内脏平滑肌痉挛或麻痹，便秘等。

操作：俯卧位，腹部垫枕，腰椎变平或后弓，定点消毒。针尖斜向关节突关节，沿外侧缘逐步进针，寻找腰丛神经前支异常感觉，再探索式进针至椎旁交感神经链出现异感。

注意：此处针刺位置较深，必须以关节突关节、椎体侧面、横突根部为依托，以此定方向和深浅，防止刺入后腹膜腔，出现肾、输尿管脏器刺伤或出血、感染事故。

16. 骶丛神经针刺

定点："腰四针"，L_4、L_5、S_1 神经前支，位于椎体旁，相应横突间，棘突下缘

旁开 3~3.5cm（约气海俞、大肠俞、关元俞），以及梨状肌下孔（秩边穴），共四针。（见图 2-1-2-15）

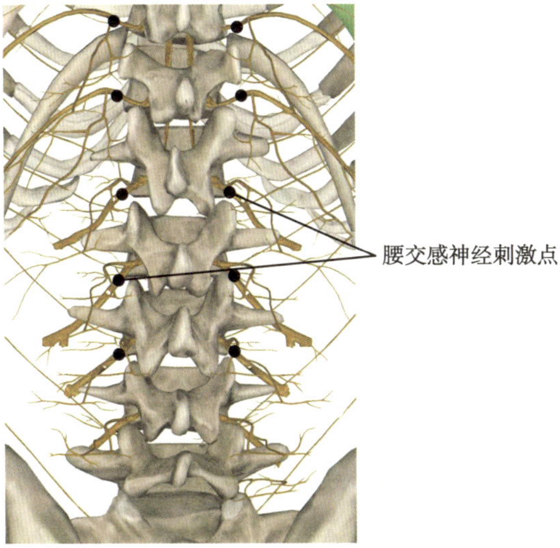

图 2-1-2-14 腰交感神经针刺定点

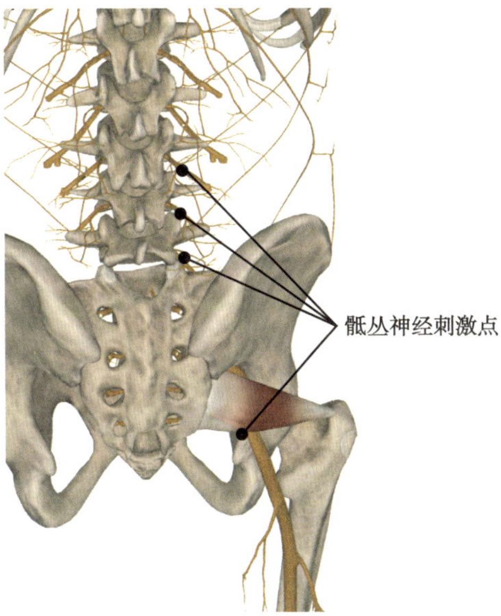

图 2-1-2-15 骶丛神经针刺定点

适应证：腰椎间盘突出伴坐骨神经痛、坐骨神经病、中风后瘫痪等。

操作：患者俯卧，腹部垫枕，减小腰椎前突角度，定点消毒。进针后向脊柱侧倾斜 15°，沿关节突关节外侧、尾侧进针，寻找并刺激相应神经根。

注意：此处勿深入，防止刺破后腹膜、盆腔血管、输尿管等。

17. 坐骨神经针刺

定点：①五指定位法，患者俯卧，术者手指叉开，掌根在患者股骨大转子上，拇指顺股骨纵轴，左手在右臀，右手在左臀，第 4 指下缘，约梨状肌下孔（秩边穴，见图 1-2-4-1）；②臀横纹中点（承扶穴）；③股骨大转子与骶角连线中外 1/3 交界点（环跳穴）。（见图 2-1-2-16）

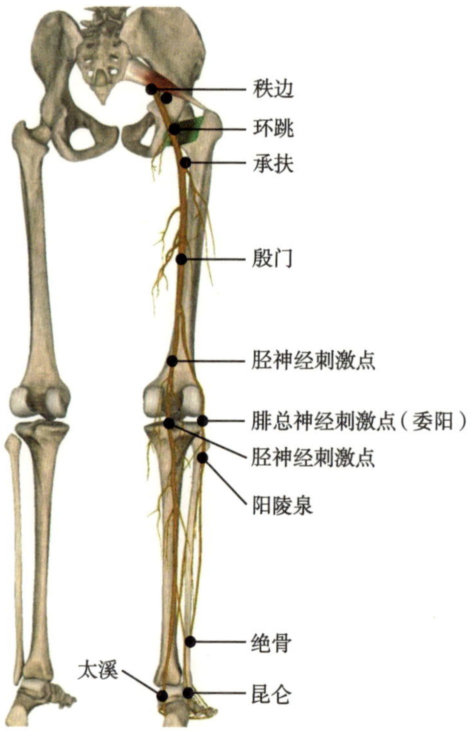

图 2-1-2-16　坐骨神经、胫神经、腓总神经针刺定点

适应证：腰椎间盘突出伴坐骨神经痛，原发性坐骨神经痛，中风后肢体功能障碍等。

操作：俯卧位，定位点垂直进针，探索式提插和调整针向，寻找神经刺激异感，根据体形定深度，一般 7~10cm。

注意：此处肌肉丰厚，靶点刺激困难，需要精准定位和熟练手法。

18. **胫神经针刺**

定点：①俯卧位，腘横纹中点上 10cm；②腘横纹内中 1/3 处下缘，腓肠肌内侧头肌腱外侧凹陷中；③跟骨与跟腱之间（太溪穴）。（见图 2-1-2-16）

适应证：神经支配区域疼痛、麻木、肌肉萎缩，乏力等。

操作：定点消毒后，探索式进针，提插调整针向，探索刺激胫神经。

注意：此处胫神经较固定，较粗，近神经后应熟练轻巧，做到刺激而不伤神经。

19. **腓总神经针刺**

定点：①腘窝外侧（委阳穴）；②腓骨小头前下缘（阳陵泉）。（见图 2-1-2-16）

适应证：神经支配区域疼痛、麻木、肌肉萎缩，踝下垂乏力。

操作：俯卧或侧卧，定点位置垂直进针，左、右、上、下缓慢探索刺激。

注意：此处神经浅表，组织疏松，注意动作熟练，防止刺伤腓总神经。

20. **股神经针刺**

定点：①“腰四针”之 L_4 神经前支点（见上）；②股神经点（大腿根部前缘，腹股沟横纹中点下缘，股动脉搏动点外侧）。（见图 2-1-2-17）

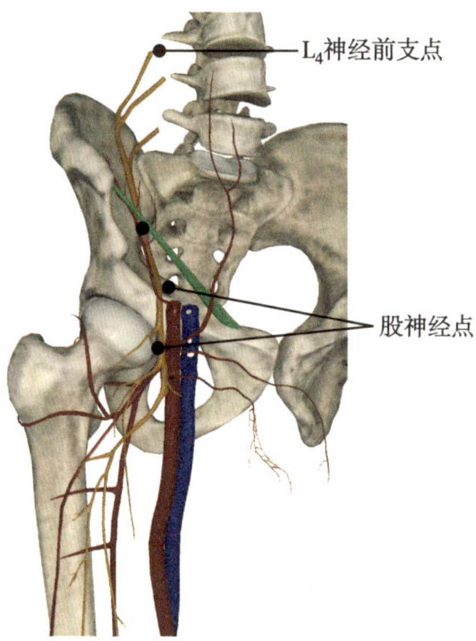

图 2-1-2-17　股神经针刺定点

适应证：神经支配区域疼痛、麻木，L_4 神经前支损伤，腰椎间盘突出、髋膝部疾病，大腿前肌肉萎缩、乏力，中风后遗症等。

操作：L_4 神经前支点，见“骶丛神经针刺”。髋前点，仰卧，定点消毒后，邻股动脉外侧垂直探索式进针，提插调整针向，寻找股神经刺激异感。

注意：此处有股动静脉、腹股沟韧带，需探索式进针，防止刺伤神经血管，出针后按压，防止出血。

第二章 注射疗法

第一节 概 述

注射疗法是在病变局部，如神经、肌肉、关节、经络、穴位等组织处，注射适量药物，以治疗和预防疾病的一种方法。对比口服或其他给药方式，注射疗法的全身用药风险和毒副作用更少，在减少药物剂量的同时，还能达到更快、更准的药用效果。

注射技术是临床疼痛、骨伤、康复科医生最常用的治疗手段之一，随着现代检查技术的发展，许多既往难以穿刺给药的部位，也可以在X线、核磁、CT、超声等辅助仪器的引导下进行可视化治疗。

1. **适应证** ①局限性疼痛；②急性剧烈疼痛；③慢性迁延性疼痛；④局部无菌性炎症；⑤结缔组织疾病；⑥肌腱、筋膜等软组织损伤、炎症；⑦关节及周围疾病；⑧不适合全身用药的疼痛疾病；⑨其他适合注射的痛症。

2. **禁忌证** ①药物过敏；②严重高血压、糖尿病、冠心病、骨质疏松症等不适合注射者；③局部肿瘤、炎症、结核等；④血管变异，脊柱、关节、胸廓畸形，施术部位有重要脏器，操作有风险等；⑤癫痫、精神疾病、凝血障碍、免疫缺陷疾病；⑥其他：如精神紧张无法调节，情绪抵触不配合等。

3. **注射方法** ①痛点注射：局部疼痛点注射镇痛药或活血抗炎药；②关节腔注射玻璃酸钠、糖皮质激素、臭氧等；③神经干、丛注射镇痛药、营养神经类药物等；④穴位注射。

4. **常用注射药物** ①糖皮质激素类，如曲安奈德等；②维生素类，如甲钴胺等；③局麻药，如利多卡因、罗哌卡因等；④扩血管药物，如山莨菪碱等；⑤阻滞、损毁神经药物，如甘油、高渗葡萄糖、无水乙醇等；⑥活血类中药制剂。

5. **注意事项**

（1）严格把握适应证、禁忌证、过敏史等，严格遵守无菌操作原则，防止感染。

（2）术者解剖熟练，中医基础扎实，技能娴熟。能辨证取穴，选择正确的注射部位，避免损伤神经、血管、脏器等。

（3）根据个体差异调整药量和注射速度，避免不良反应。

（4）注射过程中需反复回吸确认无血，注意患者反应，如有异常及时处理。

（5）注射后需常规观察，确保无过敏反应或不适。

（6）治疗室需有急救药物、供氧装置、负压吸引装置、监护仪等，工作人员应具备相应救治能力。

（7）充分与患者及其家属沟通病情和治疗方案，争取对方的配合。

第二节　颈部、上肢注射

1. C_1—C_5 横突注射

定点：自乳突下骨突（C_1 横突）开始，依次向下沿胸锁乳突肌后缘触摸，找出 C_2—C_5 横突并标记。（见图 2-2-2-1）

适应证：颈椎病、肩上臂外侧痛；颈神经根炎、眩晕；颈肩胛骨痛（C_2—C_4）、颈肩臂痛（C_4—C_5）。

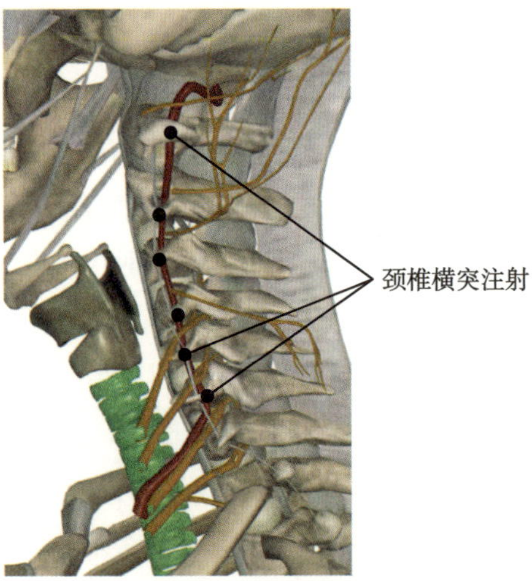

图 2-2-2-1　颈椎横突注射点

操作：侧卧，标记，消毒后，左手食、中指按住横突分开，针尖从食、中指尖刺入，回抽无血（下同），每点推入混合药液（曲安奈德 20mg，加 1% 罗哌卡因 1~2ml，加灭菌注射用水至 5~10ml，下同）1~2ml。

注意：①严格无菌操作，避免感染。②正确掌握进针位置，防止损伤椎动脉、脊髓或导致气胸。③针尖向内下方，避免过深误刺至椎间孔，必要时针尖向内对准横突沟或再向内进 1~2mm，药液可更多浸润神经根及其邻近组织；同时针尖要稳，否则有误入椎间孔损伤血管和脊髓的危险。④避免单侧或双侧颈部多方位注射。⑤若患者主诉疼痛集中于肩上并延及同侧臂外侧时，应选择 C_5 及其神经根为主要注射部位。

2. C_6 横突注射

定点："颈四针" 第 1 针，侧卧，头转向健侧，胸锁乳突肌后缘、斜角肌间沟，平环状软骨水平，用拇指将胸锁乳突肌推向中线，于胸锁乳突肌交叉点深处有一骨性突起，即为 C_6 横突。（见图 2-2-2-1）

适应证：混合型颈椎病、斜角肌综合征、神经根型颈椎病、臂丛神经炎，以及其他原因所致肩臂痛。

禁忌证：注射部位合并感染或有伤口；注射部位肿胀变形，定位困难；出、凝血异常；合并严重糖尿病、高血压、冠心病、局部肿瘤，以及其他不适合注射者。

操作：侧卧，头转向健侧，定位消毒后，术者一手食指、中指抵住病灶，用 5 号细针从二指间进针，突破颈阔肌、斜角肌间沟筋膜有落空感后，探索获得胀麻样针感，继而针尖稍回旋后固定不动，回抽无血即可行药液注射，药液顺肌间隙浸润，可出现霍纳综合征；或进入横突沟，浸润至椎间孔硬膜外；或阻滞 C_6 神经根前支，将针尖回拔至原 C_6 横突尖，呈 45° 经横突后再进针 3~4cm，可行关节突关节注射。

注意：①严格无菌操作，防止感染；②勿进针过深，防止椎动脉损伤；③禁止双侧颈部多方位注射；④避免在 C_7 横突处操作。

3. 枕下三角注射

定点：枕下三角十针。（见图 1-2-2-4）

适应证：枕大神经痛、枕小神经痛、枕部筋膜炎、颈源性头晕头痛、脑供血不足、小脑萎缩、高血压等。

操作：俯卧或侧卧位，标记，消毒，用 5 号细针（约 4cm 长）垂直枕骨缓慢刺入，突破筋膜有落空感后，回抽无血则注射混合药液 1~2ml；风池穴区域进针 1~2cm，突破筋膜有落空感则止。

注意：①禁止针尖越过枕骨至枕骨大孔内，避免损伤血管或将药物误注入蛛网膜下隙；②注射时要探索式进针，随时回抽；③高龄、体虚、合并心肺脑疾病患者慎用。

4. 前中斜角肌间沟注射

定点："颈四针"。（见图 2-1-2-8）

适应证：神经根型颈椎病、肩周炎、胸廓出口综合征、斜角肌综合征、臂丛神经病、中风后遗症、膈神经痛等。

操作：侧卧，头略偏向健侧。摸清前、中斜角肌及肌间沟，此沟间即为臂丛神经。定位消毒后，用 5 号细针刺入组织，有落空感后，回抽无血则注射少量药液，再探索式进针，寻找神经放电感，回抽无血后注射少量药液；若针刺斜角肌，刺入有落空感即推药，勿刺入过深损伤肌纤维，必要时 5~7 天后可重复注射。

注意：①严格无菌操作，预防感染；②进针不宜过深，尤其避免针尖向下方深刺，易发生气胸，针尖向内较安全；③要熟悉相关解剖知识，做到准确定位，防止发生意外。

5. 肩关节注射

定点：约 6 针。①"颈四针"（见星状神经刺激术）之第 1 针、第 2 针；②"肩四针"，肩前、肩髃、肩髎、臑俞穴。（见图 2-1-2-8、图 1-2-2-7）

适应证：急慢性肩关节滑膜炎、肩关节周围软组织病、肩周炎、肩袖损伤、风湿性肩关节炎、钙化性肌腱炎等。

操作：侧卧，患侧在上，局麻消毒后，选用 5 号细针针刺注射。

（1）"颈四针"注射：探索式进针，探索神经干附近，轻刺激有异感后稍回，回抽无血可缓慢注射混合药液约 1ml，第二针同。

（2）"肩四针"注射：①肩前，避开头静脉，针刺入结节间沟、长头腱鞘有落空感后注射少量药液，继续进针至关节囊，回抽无血后注射少量药液；②肩髃，由下往上斜行进针后，浸润注射至喙肩弓下，对冈上肌腱周围浸润注射少量药液；③肩髎，在三角肌后束外，从外后下往内前上侧进针至关节囊，进行浸润注射；④臑俞，从腋后纹头上，肩胛冈下缘，进针达肩后四边孔、腋神经、肩关节囊注射。

对于肱二头肌长头肌腱炎、肩周炎、胸小肌综合征、肩撞击综合征、肩关节骨关节病等病程长、粘连明显者，可以结合针刀治疗。

注意：①严格执行无菌操作，避免关节腔内感染；②进针不宜过深，防止关节面损伤；③施术前充分熟悉解剖，避免伤及血管和神经；④谨慎操作，防止刺入胸腔，伤及肺尖，造成血气胸；⑤注药前要反复多次回抽，确认无血后方可注射药液；⑥此法注射时容易引起气胸，有麻醉药物误入血液、脑脊液，损伤神经等风险，需要配备必要急救设备，掌握科学应急流程，防止意外发生。

6. 屈指肌腱腱鞘注射

定点：①第1指屈肌腱鞘（掌面，第1掌指关节近端横纹中点近缘，屈伸时，籽骨间滑动硬结中心点）；②第2~5指屈肌腱鞘（掌面，掌指关节与腕掌侧横纹中点的连线上，距掌指关节近端横纹1~1.5cm，屈伸时，籽骨间滑动硬结中心点）。（见图1-2-2-14）

适应证：各屈指肌腱狭窄性腱鞘炎，先天性腱鞘狭窄，损伤、粘连等。

操作：仰卧，定位、消毒后，术者左手拇指压腱鞘远端，垂直进针，回抽无血后注射少量药液，稍顿，再缓慢探索进针，至突破腱鞘有落空感后，继续注射药物，此时可有药液冲向远端鞘管充斥感，为鞘内注射、液体分离成功。

注意：①严格无菌操作；②药液注入腱鞘内；③避开浅表血管，避免药液误入血管、肌腱内。

7. 腕管注射

定点：①腕掌面远侧横纹与桡侧腕屈肌腱交点内侧；②腕掌面远侧横纹与掌长肌腱交点外侧；③第1点远端约2cm处；④第2点远端约2cm处。（见图1-2-2-14）

适应证：腕管综合征、腕管内肌腱腱鞘炎、腕横韧带损伤、腕关节僵硬、末梢神经炎等。

操作：仰卧，患侧掌面向上，定位消毒，针垂直进入皮肤，回抽无血注射少量药液，稍顿，继续探索进针，有腕横韧带突破感而无神经异常放电时稍退针及旋转，回抽无血、推药无阻力则注射药液1~3ml。

注意：腕管内有正中神经，勿将药物注入神经鞘内，施术部位紧邻肌腱，针刺时需探索进针，边注射边回抽，防止损伤肌腱及正中神经。

8. 桡骨茎突注射

定点：桡骨茎突远端约0.5cm，第1掌骨基底部与桡骨茎突之间。（见

图 1-2-2-14）

适应证：桡骨茎突狭窄性腱鞘炎、腕桡侧疼痛等。

操作：仰卧，定位消毒后，术者一手握住腕部远端并尺偏，针刃向上，针与腕部成 45° 角，斜向近侧穿刺，突破桡骨茎突纤维鞘有落空感后，回抽无血、推药无阻力情况下注射少量药液，稍顿，继续进针突破滑液鞘，左手触摸腱鞘近端，推药同时，若感觉有管状液体充斥感，或见远端管状隆起，证明鞘内注射成功，桡骨茎突部位肥厚僵硬、卡顿者，可用双刃针平面划拨术松解。注射后手法：术者左手握患腕近端，右手握患腕拇指，使患腕关节尺偏 30°，拉伸至极限位后突发力拔伸拇指，可听到"嚓嚓"松解音，术后休息或制动 7 天。

注意：①此处位置浅表，肌腱腱鞘紧密，注射时需要熟练的手法和良好的针感，防止反复损伤骨膜、肌腱或发生鞘外注射；②注意无菌操作，防止感染；③对少数存在迷走肌腱者，应扩大注射范围。

9. 尺管周围注射

定点：腕掌尺侧，钩骨钩、豌豆骨桡侧缘。（见图 2-2-2-2）

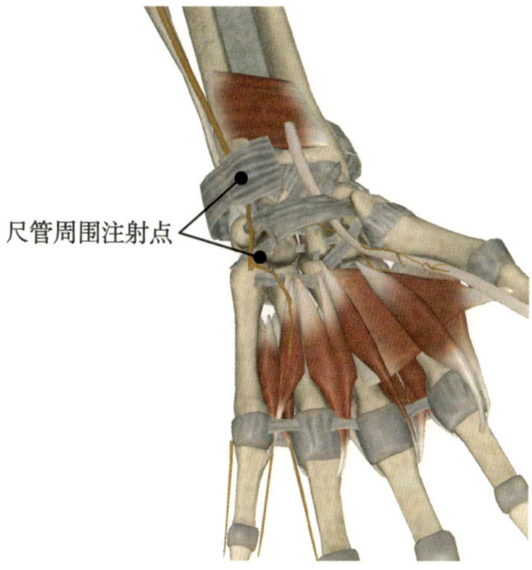

图 2-2-2-2　尺管周围注射点

适应证：尺管狭窄或炎症导致的尺神经卡压，尺神经炎。

操作：仰卧，患肢掌面向上，定位消毒，针垂直进入皮肤，回抽无血注射少量药液，稍顿，继续探索进针，有腕骨、钩骨外侧韧带突破感而无神经异常放电时稍旋转针头，回抽无血液、推药无阻力则注射药液 1~3ml。

注意：勿将药物注入血管和尺神经鞘内，施术部位紧邻肌腱，针刺时需探索进针，边注射边回抽，防止损伤肌腱及尺神经。

10. 肱骨外上髁注射

定位：肱骨外上髁 5 点。①肱骨外上髁点；②桡骨小头环韧带点；③肱桡关节点；④肘肌点；⑤肱桡肌点。（见图 1-2-2-10）

适应证：肱骨外上髁炎、肘外侧疼痛综合征、肘外侧滑囊炎、肘骨性关节炎、肘关节僵硬等。

操作：侧卧位，定点消毒，针垂直进入皮肤后，回抽无血注射少量药液，稍顿，继续探索进针，肱骨外上髁点直抵骨面，回抽无血后注射隆起；肱桡关节点可穿过外侧韧带进入关节囊、关节腔注射，肱桡关节肿胀积液者，可抽吸关节积液后再注射，注射后可行肱桡关节伸肘前旋错缝术，术后制动休息 7 天。

注意：此处位置浅表，肱桡关节滑膜易有炎症积液，需抽出减压，伸肌腱附着点张力较大，注射后需行牵拉和关节前旋错缝，并减少肘腕活动。

11. 肱骨内上髁注射

定位：肱骨内上髁 4 点。①肱骨内上髁点；②尺侧腕屈肌腱点；③掌长肌腱点；④旋前圆肌点。（见图 1-2-2-11）

适应证：肱骨内上髁炎、肘内侧疼痛综合征、肘骨性关节炎、肘关节僵硬、尺神经炎等。

操作：仰卧位，患肢上举过头放枕头上，微屈肘，定点消毒后，针垂直进入皮肤，回抽无血注射少量药液，稍顿，继续探索进针，肱骨内上髁点直抵骨面，回抽无血后注射隆起；尺侧腕屈肌腱点需谨慎进针，防止损伤尺神经，注射后可行伸肘外展手法，拉伸肘内侧肌群，术后休息 7 天。

注意：此处位置浅表，肱骨内上髁、指浅屈肌腱附着点张力较大，注射后需牵拉外展以松弛肌群，并减少肘腕活动。

第三节　胸背腰骶注射

1. 棘突周围注射

定点：①棘突上（棘突肿胀隆起点）；②棘间韧带点（棘突及棘突间浅、深层韧带）。（见图 2-2-3-1）

适应证：棘突上滑囊、棘上韧带、棘间韧带无菌性炎症或损伤。

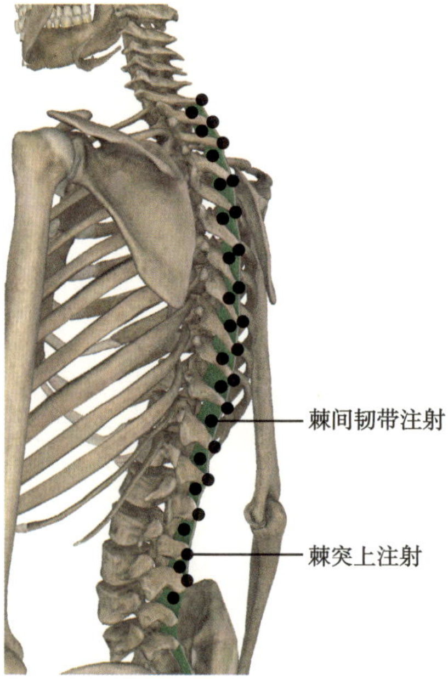

图 2-2-3-1 棘突周围注射点

操作：俯卧，注射节段前垫枕，定位消毒，针垂直进入皮肤，回抽无血后注射少量药液，稍顿。棘突滑囊点：抵骨面后注射；棘上韧带点：刺入韧带前、中、后分别注射少量药液，并适当提插松解至针下松弛则止；棘间韧带点：穿透棘上韧带后，在棘间韧带间注射和提插松解，至针下松弛止。注射后可行脊柱手法错缝和整脊术，术后休息 7 天。

注意：棘间韧带注射时勿过深，以免刺入蛛网膜下腔，治疗后手法调节脊柱关节力平衡，锻炼腰背肌力，注意工作姿势。

2. 胸骨、肋软骨注射

定点：①胸骨骨面痛点；②胸骨上端肋软骨痛点（以第 2、3 肋软骨常见），胸骨下端肋软骨痛点（肋弓连接及与剑突交界区域）。（见图 2-2-3-2）

适应证：胸骨、肋骨、肋软骨及其骨面筋膜、胸骨肌等无菌性炎症、劳损或损伤后遗症等。

操作：仰卧，定点消毒，左手食指、中指稍分开并固定病灶，2cm 长短针垂直进入皮肤后，注射少量药液，稍顿，探索进针抵骨面，回抽无血后再注射适量药液，组织肿胀隆起后，可用双刃针行平面划拨术松解隆起筋膜，以达减压目的。

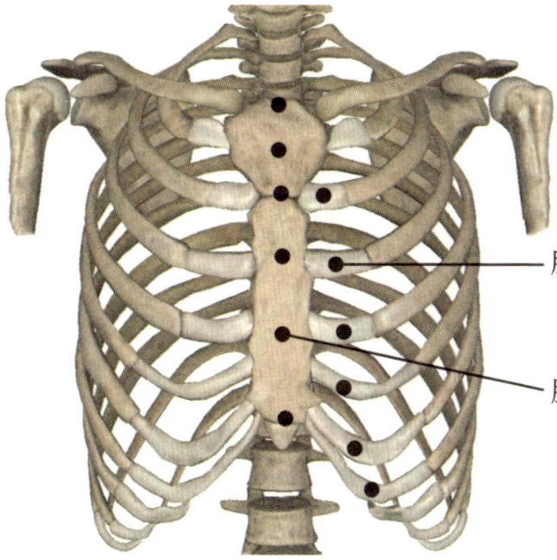

图 2-2-3-2　胸骨、肋软骨注射点

注意：患者仰卧体位，保持稳定放松，押手固定病灶，手指放肋间隙，防止误入胸腔，短针操作，探索式进针，仔细体会针感，注射部位隆起时张力明显，可挑刺减压。

3. 腰方肌、腰椎横突尖注射

定点：腰方肌六针，俯卧，腹部垫枕，医生站于患者尾侧床旁，双手拇指置于患者两侧髂后上棘处，双手中指置髂嵴最高点，双手食指于拇指、中指平分线上，食指尖所在区域反复上下滑动按压，触及骨突处约为 L_3 横突区域，以此为参照，第次向上 2~2.5cm、向内 0.5cm 骨突约分别为 L_2、L_1 横突，第次向下 2~2.5cm、向内 0.5cm 骨突约为 L_4、L_5 横突。（见图 1-2-3-4、图 1-2-3-5）

适应证：腰方肌筋膜炎、第三腰椎横突综合征、腰肌劳损、腰肌间沟综合征等。

操作：俯卧，腰前腹部垫枕，定位标记消毒后，7 号穿刺针垂直刺入皮肤，回抽无血后注射少量药液，稍顿，再探索进针直达横突尖外侧，有落空感则止，回抽无血后注射适量药液，可双侧注射，控制药液总量。

注意：腰椎横突及腰方肌位置较深，须以横突尖骨性凸起为标志，勿离左右上下，注意针感，防止刺入腹腔，注意回抽，防止药物注入血液，探索式进针，防止损伤肌间沟神经。

4. 腰大肌、腰方肌间沟注射

定点：L_3、L_4、L_5 横突（定位参照上文）（见图 1-2-3-4、图 1-2-3-5）

适应证：腰肌筋膜炎、腰肌劳损、腰椎间盘突出伴神经根病、下肢血管性疾病等。

操作：同上。

注意：同上。

5. 腰骶区注射

定点：下腰六针（双侧大肠俞、双侧关元俞、腰阳关、十七椎）。（见图 1-2-3-7）

适应证：下腰三角区痛、椎旁痛，腰骶棘上韧带、棘间韧带损伤，骶棘肌髂嵴附着部损伤或劳损、腰骶关节退变或错缝滑脱等。

操作：俯卧，腹部垫枕，定位标记消毒后，5 号细长穿刺针，垂直刺入皮肤，注射少量药液后稍顿，再探索进针直达关节突关节或棘间组织，回抽无血后注射，可双侧注射，控制药液总量，双侧药液在 10ml 以内为宜，防止超量导致药物反应。

注意：下腰区大肠俞、关元俞以关节突关节深度为止，腰阳关、十七椎以穿过棘上韧带、未到硬膜外区间棘间韧带为注射目标，勿离左右上下，注意针感，探索式进针，注意回抽，防止刺入腹腔损伤脏器及神经血管，防止药物误入血液。

6. 腰椎旁肌注射

定点：腰椎椎体旁，俯卧，腹部垫枕，确定 L_3—L_5 横突并画出轮廓，横突根部之间，约和相应棘突间水平，在棘突间旁开 3.5cm。（见图 1-2-3-4、图 1-2-3-5）

适应证：腰大肌、腰小肌筋膜炎，慢性劳损性腰痛，盘源性腰痛，退行性脊柱炎等。

操作：俯卧，注射节段腹部垫枕，定位标记消毒后，7 号长穿刺针，与脊柱呈 15° 角刺入皮肤，注射少量药液后稍顿，再探索进针直达关节突关节注射少量药液，再提针尖向外，沿小关节外侧探索进针，边进针边回抽、注射，至椎旁骨面后，回抽无血后注射适量药液。

注意：椎旁肌注射位置较深，当定位准确后，操作宜探索式进针，需反复回抽，针尖紧贴小关节及椎旁，防止误刺伤及输尿管、髂动静脉及肾脏。注射后宜卧床休息 2 小时，防止神经阻滞后下肢乏力跌倒。

第四节　下肢病灶注射

1. 坐骨结节区注射

定点：坐骨结节滑囊、腘绳肌坐骨结节止点腱、坐骨棘。（见图 2-2-4-1）

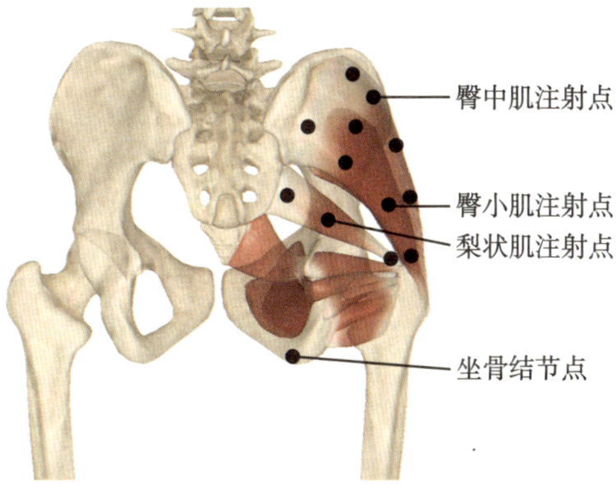

图 2-2-4-1　坐骨结节注射点

适应证：坐骨结节滑囊炎、骶结节韧带炎、腘绳肌坐骨结节止点腱炎。

操作：侧卧，患侧在上，屈髋膝，患者双手交叉抱膝，或俯卧胸膝位，在坐骨结节外侧 1cm 处做一标记，常规消毒后，长针自标记处斜刺入，待针尖达坐骨结节与滑囊之间，注射少量药液，穿透滑囊后回抽，或可抽出淡黄色液体（如坐骨结节囊肿或滑囊炎），当抽毕液体再向囊内注入药液。

注意：①操作前令患者尽可能屈髋，使坐骨结节趋于浅表固定，利于操作；②穿刺针不要随意摆动，防止误刺附近血管或坐骨神经；③注射后多做腘绳肌拉伸训练，减轻张力，减少粘连。

2. 梨状肌注射

定点：臀部五指定位法。患者俯卧，右手定左臀，左手定右臀，手掌 5 指伸直分开，指尖向头侧，掌根置患者股骨大转子上，拇指顺股骨干向上延长线，其余四指贴于臀部，拇指覆盖区域深层约为臀中肌前束，食指为臀中肌后束，中指、环指区域约为梨状肌体表投影，小指尖为骶结节韧带循行区，食指、中指间，环指、小指间分别为梨状肌上孔、梨状肌下孔，大鱼际深层为臀小肌，拇指、食指区间浅层为阔筋膜张肌，拇指、食指尖连线中点为臀上皮神经点，中指、环指、小指区域浅层为臀大肌，小鱼际深层为股方肌，第 5 掌指关节约为骶棘韧带附着点。以此为定位,在中指、环指区域仔细寻找僵硬、压痛、条索样变等阳性反应点,标记作为注射点。(见图 1-2-4-1、图 1-2-4-2)

适应证:梨状肌综合征、梨状肌处坐骨神经嵌压、腰椎间盘突出症、髋关节疾患等。

操作:侧卧,患侧在上,稍屈髋内收,患侧膝关节放床面,寻找梨状肌投影区僵硬压痛点,消毒后,7 号长穿刺针,垂直刺入皮下组织注射少量药液,稍顿,再探索式边进针、边推药,可注入药液 5~8ml。

注意:①掌握梨状肌病变的病因及发病机制;②穿刺定位需精准,需探索式进针,防止刺伤坐骨神经及梨状肌上、下孔血管神经;③反复回抽,防止药液注入血管内。

3. 阔筋膜张肌注射

定点:五指定位法(见上文)之拇指、食指间覆盖区浅层僵硬压痛条索样筋膜。

适应证:阔筋膜张肌炎、髋外侧疼痛等。(见图 1-2-4-1、图 1-2-4-2)

操作:侧卧,患侧在上,稍屈髋内收,患侧膝关节放床面,使阔筋膜张肌绷紧,定位消毒后,5 号短注射针垂直刺入皮下组织注射少量药液,稍顿,再探索式进针突破阔筋膜张肌,有落空感后,注射少量药物,提针调向再刺,至针下松弛。换部位,同法。在退针过程中,应边退针边注射,使深浅面及筋膜面都能得到浸润。

注意:阔筋膜张肌位于臀外侧浅层,手可触及僵硬压痛条索样变区域,针刺突破得落空感止,在浅层反复突破,防止深入而损伤深层臀中肌、臀小肌等;缓慢注射,防止损伤臀上血管及臀上皮神经。

4. 臀中肌注射

定点:五指定位法(见上文)之拇指、食指下覆盖区深层条索样肌束,即臀中肌前后束。(见图 1-2-4-1、图 1-2-4-2)

适应证:臀中肌筋膜炎、髋外侧深层组织钝痛、臀外侧疼痛、髋骨关节炎、股骨头坏死等。

操作:侧卧,患侧在上,稍屈髋内收,患侧膝关节放床面,使阔筋膜张肌绷紧,定位消毒后,7 号长穿刺针,垂直刺入皮下组织注射少量药液,稍顿,再探索式进针突破阔筋膜张肌,有落空感后,注射少量药物,再继续深入达臀中肌束,注射适量药液后,边退针边注射。

注意：臀中肌位于阔筋膜张肌深层，分前后束，为髋外展及稳定肌，易疲劳，由于和梨状肌相连，出现问题可致坐骨神经症状，注射时需谨慎，探索式进针，防止反复提插损伤肌束或引起臀部深层出血。

5. 股内收肌群注射

定点：耻骨联合外侧、耻骨上支筋膜附着区、大腿内侧根部压痛点。（见图 2-2-4-2）

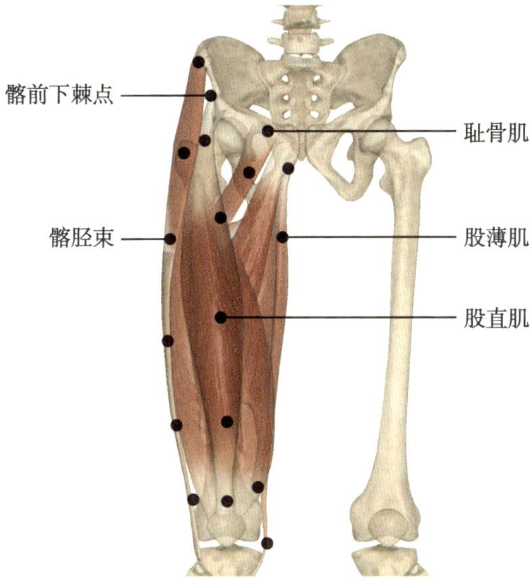

图 2-2-4-2　股内收肌群注射点

适应证：耻骨联合区域疼痛、股内侧根部疼痛。

操作：仰卧，髋外展外旋，屈膝，定点消毒后，5 号细针垂直骨面刺入，注射少量药液后稍顿，再探索进针至骨面，回抽无血注射适量药液，再提针调向刺入注射，至针下空虚，缓慢退针，用边退、边回抽、边注射的方法，将针退到肌筋膜下，最后再向长短收肌肌腹内注射。

注意：①注射部位附近有旋股外侧动、静脉诸多分支，血管分布较多，防止误伤或刺入血管内；②耻骨及附着区筋膜致密，神经丰富，针刺时注意缓慢探索式进针；③注射后，应配合髋外展训练，拉伸髋内侧肌群；④注射完毕后，嘱患者注意下肢外展锻炼，以增加疗效；⑤力求解剖定位准确，防止针尖深刺入骨盆和闭孔内。

6. 股直肌注射

定点：①髂前下棘点；②髌骨上缘；③前两点连线区间僵硬压痛点。（见

图 2-2-4-2）

适应证：股直肌筋膜炎、股直肌肌腱损伤、髋关节屈曲畸形、髋关节后伸受限。

操作：仰卧位，下肢稍外旋，定位消毒后，选用 5 号细针，垂直刺入髂前下棘骨面，回抽无血，即做药液注射至股直肌髋关节附着点，然后再向其深层、邻近肌层注射；其余点垂直皮肤进针至筋膜鞘内注射。

注意：①注射部位附近有旋股外侧动、静脉诸多分支，血管分布较多，进针宜缓慢，反复回抽，防止误伤或刺入血管内；②股直肌易挛缩致髋关节屈曲，注射后拉伸髋部，延展肌束，松解髋部粘连。

7. 大转子后股外旋肌群注射

定点：在股骨大转子后方，自大转子尖沿股骨下 2~3cm，股骨后缘压痛点。（见图 1-2-4-1）

适应证：髋外后缘疼痛、髋骨关节炎、髋关节僵硬等。

操作：侧卧，患侧在上，稍屈髋，定点消毒后，7 号长穿刺针沿股骨后缘垂直刺入皮肤，注射少量药液后稍顿，再探索式边进针、边回抽、边注射，抵达小转子区域后再注射适量药液，注射后可做髋内旋手法，拉伸旋后肌群。

注意：①此处后外侧有坐骨神经及旋股内外侧动静脉，闭孔肌、上下孖肌、股方肌、梨状肌腱附着点，针刺时需注意，防止损伤；②针尖勿穿入关节内，可对关节囊浅层浸润，以增加注射效应。

8. 髂胫束注射

定点：①股骨大转子尖近端 5cm 内区域；②股骨大转子远端 10cm 内区域；③股骨外髁上 10cm 内区域阳性点。（见图 2-2-4-2）

适应证：髂胫束挛缩、髂胫束炎症及粘连、股外侧疼痛综合征等。

操作：侧卧，患侧在上，稍屈髋，定点消毒后，5 号注射针垂直骨面进入筋膜后，注射适量药物，稍顿，再抵达骨面，注射适量药物，提针调向再刺，均匀浸润至针下组织松弛。

注意：①髂胫束筋膜致密，张力大，注射时需要突破致密层至有落空感，并反复松解，缓慢抵达骨面，勿伤骨膜；②股骨外髁上缘注射时，可穿刺注射至膝关节囊外侧扩张部、股四头肌外侧头与股中间肌间隙，缓解膝外侧疼痛。

9. 臀小肌、髋臼缘注射

定点：股骨大转子尖上方约 1.5cm 处。（见图 1-2-4-1）

适应证：臀小肌筋膜炎，风湿、类风湿、创伤性软组织病，退行性髋关节炎，髋关节僵硬等。

操作：侧卧，患侧在上，稍屈髋，定点消毒后，7号长穿刺针垂直皮肤进入筋膜后，注射适量药物，稍顿，再缓慢进针，同时回抽、注射，其间经过臀小肌，可浸润注射后，再进针达髋臼缘注射。

注意：①操作须在严格无菌操作下进行，以防感染；②臀小肌筋膜炎需与梨状肌综合征鉴别；③抵达骨面勿再调向深入，注意回抽，防止损伤血管或进入关节腔。

10. 髌股间隙注射

定点：内、外侧髌股关节间隙。（见图 2-2-4-3）

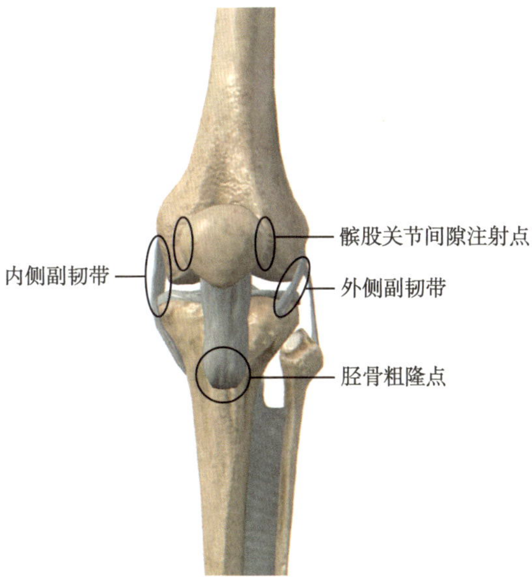

图 2-2-4-3　髌股间隙注射点

适应证：髌股关节炎、髌骨软化症、脂肪垫炎症、髌骨末端综合征、髌下滑囊炎、髌上滑膜炎、半月板囊肿、髌韧带损伤等。

操作：仰卧屈膝位，膝下用枕垫高。采用5号细针，在内外侧膝眼处进针。依病情进行逐步到位注射（回抽无血后注射）：①髌股关节间；②脂肪垫；③髌骨下端与髌韧带附着区；④髌骨内缘关节囊扩张部附着区；⑤髌韧带下方及末端。若为外侧膝眼进针，操作及程序亦相同。每次注药 15~20ml。

注意：①严格在无菌条件下进行操作；②注射前准确定位；③注意药物勿注入血管内或关节腔内；④采用边进针、边注射的方法。

11. 股胫内侧间隙（内侧副韧带）注射

定点：“膝六针”之内侧股胫间隙。（见图 1-2-4-5、图 2-2-4-3）

适应证：膝内侧股胫间隙疼痛，内侧滑膜炎、内侧副韧带炎、内侧半月板损伤、膝关节僵硬等。

操作：仰卧，患膝屈曲至约 90°，足掌平放床上，小腿外展外旋，扩大内侧股胫间隙，用 5 号细针，在股胫内侧面，内侧副韧带前方，股胫关节前侧间隙进针，针呈 30°斜向外后方刺入，进入皮肤后注射少量药液，稍顿，再探索进针至深层关节囊注射，再调到内侧副韧带与股胫关节之间及内侧副韧带深层注射，再点状注射内侧副韧带起止点（起点收肌结节，止点胫骨内上髁）。

注意：①屈膝、小腿外旋体位可有效打开内侧股胫间隙，拉伸内侧副韧带，利于注射；②遵循“进针少，位置精”的注射原则，防止损伤隐神经、隐静脉；③进针宜浅不宜深，防止激素类药物进入关节腔，损坏关节软骨。

12. 股胫外侧间隙（外侧副韧带）注射

定点：“膝六针”之外侧股胫间隙。（见图 1-2-4-4、图 2-2-4-3）

适应证：膝外侧股胫间隙疼痛、外侧滑膜炎、外侧副韧带炎、外侧半月板损伤、膝关节僵硬等。

操作：仰卧，健膝屈曲至约 90°，足掌平放床上，患侧髋膝屈曲，外踝放健侧膝上，扩大外侧股胫间隙，腓骨头连接股骨外髁的条索样组织即为外侧副韧带，用 5 号细针，在股胫外侧面，外侧副韧带前方，股胫关节前侧间隙进针，针呈 30°斜向内后方刺入，进入皮肤后注射少量药液，稍顿，再探索进针至深层关节囊注射，再调到外侧副韧带与股胫关节之间注射，再点状注射外侧副韧带起止点（起点股骨外髁，止点腓骨小头）。

注意：①健侧屈膝，患侧小腿放健膝上，可扩大外侧股胫间隙，拉伸外侧副韧带，利于注射；②注射时应避开腓总神经，以免损伤；③若损伤同时涉及上胫腓关节或周围软组织，可同时注射；④子韧带周围注射，勿伤韧带。

13. 胫骨粗隆注射

定点：①胫骨粗隆；②胫骨粗隆滑囊。（见图 2-2-4-3）

适应证：胫骨粗隆骺软骨炎、髌韧带止点炎、髌前滑囊炎。

操作：仰卧位，腘窝下垫一薄枕，膝关节屈曲 15°~30°，定点于胫骨粗隆、滑囊肿胀压痛点，先进行局部浸润麻醉，针尖垂直刺入滑囊注射少量药液，稍顿，再注射，使滑囊肿胀隆起，针斜刃挑破滑囊，再多向刺入至髌韧带周围、胫骨粗隆浅面注射。

注意：①针刺不宜穿透损伤髌韧带，穿透滑囊止，勿损伤骨膜；②注射滑囊时，可将滑囊挑破减压。

14. 踝关节周围注射

定点：①踝内后侧跗管（太溪）；②踝内侧三角韧带（照海）；③跗骨窦（丘墟）；④胫骨前肌内侧（商丘）；⑤踝前跗管综合区（解溪）；⑥胫腓后韧带点（昆仑）。（见图 1-2-4-6）

适应证：①踝内后侧跗管综合征；②踝内侧三角韧带损伤；③跗骨窦综合征；④跟腓韧带损伤；⑤踝前跗管区胫腓前韧带损伤、趾伸肌腱腱鞘炎、胫骨前肌肌腱炎、踝骨关节炎；⑥胫腓后韧带损伤、踝关节滑膜炎、踝关节僵硬等。

操作：根据踝关节注射部位，选取仰卧、俯卧、侧卧（内踝注射患侧在下、外踝注射患侧在上，均双侧错开）。

（1）踝内后侧跗管：患侧在下的侧卧位，双踝错开，左手触摸动脉搏动处，针避开垂直进针，注射少量药液后，探索式边进针、边回抽、边注射适量药液。

（2）踝内侧三角韧带：内踝、跟骨、距骨、足舟骨结节处定位标记，在内踝下端 0.5cm 处进针，皮下组织浸润后，逐渐深刺直至骨面，回抽无血后，即可注入药液。

（3）跗骨窦：细长针垂直进入外踝前下缘凹陷，局部浸润后，边进针、边回抽、边注射，适当提插减压，可在距跟间隙注射适量药液。

（4）踝前跗管综合区：触摸胫前动脉及趾伸肌腱并标记，嘱患者抗阻翘足背，伸肌腱隆起，避开足背动静脉及大隐静脉、伸肌腱，在胫前肌内侧或与踇长伸肌之间探索进针，达关节囊前方，回抽无血，注入适量药液，退针至十字韧带等浅部注射后结束。

注意：①严格掌握解剖定位，谨防药液注入跟腱，因有可能引起跟腱断裂；②探索式进针，注意回抽，防止损伤软骨、神经、血管；③关节僵硬明显者，注射后可行踝关节松动术。

15. 跟骨周围注射

定点：①跟骨后皮下滑囊；②跟骨与跟腱夹角前缘滑囊；③跟骨底滑囊；④跟骨底内前缘（跖筋膜）；⑤跟骨底前缘正中（跖筋膜）。（见图 2-2-4-4）

适应证：跟骨疼痛、跖筋膜炎、跟骨滑囊炎等。

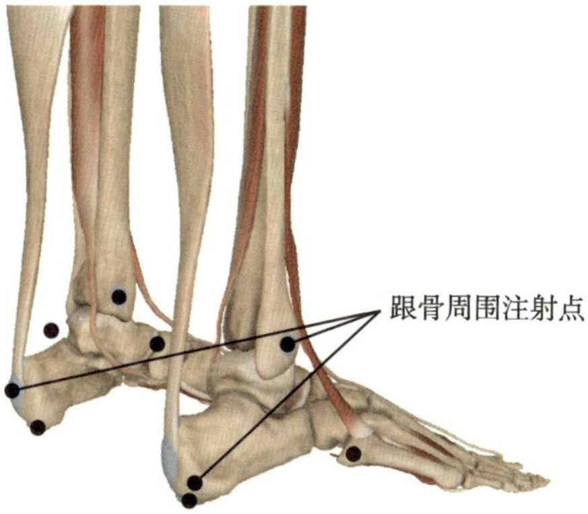

图 2-2-4-4　跟骨周围注射点

操作：俯卧，屈膝 90°，定位消毒后，术者一手握住足前掌，绷紧跖筋膜和跟腱，针垂直跟骨快速刺入，进针、回抽、注射同步，跖筋膜注射时，突破有落空感后再注射适量药液。

注意：①足底角质层厚，细菌较多，注意严格消毒，注射部位忌水 3 天；②足底肌腱、神经血管丰富，针刺时需探索式进针，防止引起损伤出血或神经损伤；③注射后可做跖筋膜和跟腱拉伸训练，减轻筋膜张力。

16. 足底筋膜注射

定点：①跟骨底正中；②跟骨底前缘正中（跖筋膜）；③跟骨底内前缘；④趾筋膜。（见图 2-2-4-5）

适应证：跟骨底滑囊炎、跖筋膜炎、跟下脂肪垫炎、跟骨疲劳等。

操作：俯卧位，屈膝，定位，消毒，针自标记点垂直骨面进入组织后，注射少量药液，稍顿再进针注射，病程长、筋膜致密者，可行双刃针平面划拨松解。

注意：足底角质层厚，易真菌感染，愈合慢，消毒需严格，局部忌水时间延长至 5 天，7 天内忌久行负重及赤足行走。糖尿病忌用。

17. 跖趾关节注射

定点：跖趾关节背侧两旁（2 点、11 点位）。（见图 2-2-4-6）

适应证：跖趾关节骨关节炎、滑膜炎、跖骨头骨软骨炎、足趾炎、跖痛病、趾神经瘤等。

操作：仰卧位，定位患侧跖趾关节后，消毒，左手拉伸患趾远端，针自足背侧跖趾关节两边（2 点、11 点位）进针后，注射少量药液，稍顿，再探索式进针至关节囊注射，如关节肿胀积液，可进关节腔回抽后注射少量药液。

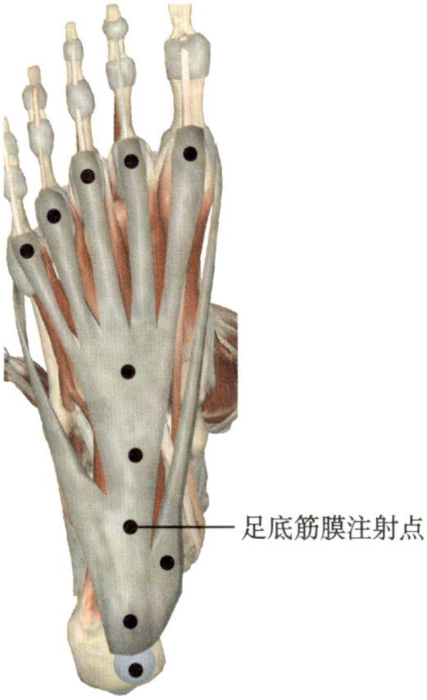

图 2-2-4-5　足底筋膜注射点

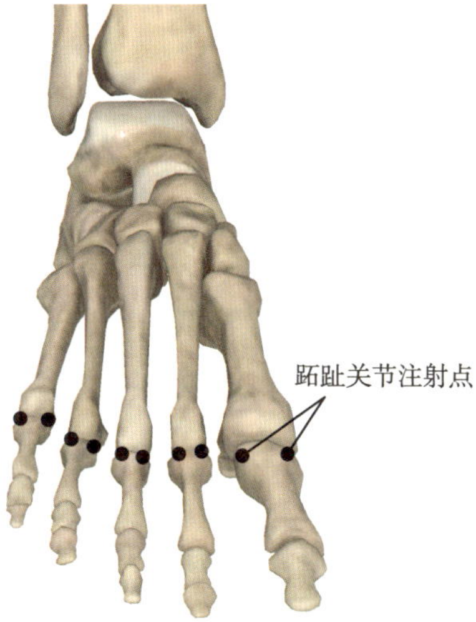

图 2-2-4-6　跖趾关节注射点

注意：跖趾关节是小关节，12 点位有趾伸肌腱，3 点、9 点位有副韧带及神经血管，注射一般选择 2 点、11 点位，针斜向关节囊进针，足底疼痛肿胀明显，可从足底 6 点位进针注射及穿刺松解。

第三章 小针刀筋膜松解术

第一节 概 述

小针刀疗法源于古九针，是外科手术与针刺的结合，利用前端带刃的针具在病变部位进行切割、刺激，以达到松解粘连、疏通经络、活血止痛的目的。其适应证主要是软组织疼痛、神经病理性疼痛、退行性骨关节病、内科杂症等。小针刀疗法的特点是操作简单、安全、效佳、副作用小、费用低廉等。

小针刀疗法是传统医学和现代医学相结合的产物，现代医学的筋膜扳机点、疼痛触发点与中医学的经络穴位高度吻合，而小针刀既有中医针的特性，又有现代外科手术刀的特性。既有整体观念和局部痛点的统一，又有现代医学瘢痕粘连理念和经络不通的病机认同。用针刀治疗慢性、经年不愈的疼痛疾病，可以做到慢病快治、针到病除，甚至很多需要外科手术的疾病，也可能一针解之。

操作过程中，是否局部麻醉，取决于患者年龄、体质，病变部位，诊断及术者手法等，临床可灵活选用。

1. 适应证

（1）软组织损伤性疾病：如头项、胸背、腰臀、四肢、关节软组织损伤，肌肉劳损、纤维织炎、滑囊炎、腱鞘炎、肱骨外上髁炎、肩周炎、跟骨骨刺、髌骨软化症、髂胫束损伤、慢性腰腿劳损性痛等。

（2）骨关节病：如类风湿关节炎、骨性关节炎、强直性脊柱炎、腰椎间盘突出、腰椎管狭窄、大骨节病等疾病所导致的四肢关节疼痛和活动障碍等。

（3）神经病理性疼痛：神经功能紊乱导致的疼痛症状。

（4）内脏功能失调，如心脏神经症；内分泌疾病，如甲状腺功能紊乱；性激素紊乱导致的不孕、月经失调等。

（5）经穴刺激：古代的针灸针比现在主流针具尺寸大，针感好，现在用小针刀替代针灸针行经穴刺激，疗效明显提升。

2. **禁忌证**

（1）感染性疾病：有感染、炎症或化脓性病变的部位。

（2）出血性疾病：如血友病、紫癜等。

（3）严重内科疾病：如重度高血压、冠心病、糖尿病、内脏衰竭等。

（4）精神疾病：这类患者可能无法配合治疗，易导致意外事故。

（5）孕妇：针刀刺激孕妇的腹部、腰骶部，可能诱发宫缩，导致流产或早产。

（6）瘢痕疙瘩：较重的瘢痕，针刀可能导致组织不愈合或出血。

（7）肿瘤部位：在肿瘤部位进行小针刀治疗可能会刺激肿瘤生长或导致肿瘤扩散。

（8）重要器官附近：接近重要器官或血管神经的部位，应谨慎使用小针刀。

（9）传染性疾病：如 HIV、梅毒、丙肝等。

（10）风湿免疫性疾病：强直性脊柱炎、痛风、类风湿等疾病的炎症渗出期，针刀可能加重炎症渗出，导致症状加重。

（11）其他：如对针刀恐惧、有疑义，依从性差的患者。

3. **展望** 小针刀疗法作为一种独特的针刺技术，在软组织损伤性病变和骨关节病变的治疗中发挥了重要作用。然而，小针刀盲刺状态下，对深层组织结构不确定，存在着一定风险，但在未来发展中，精准医疗时势所趋，有肌骨超声、CT 等可视化技术的加持，将有更多发展空间。

第二节 头面部筋膜松解术

1. **额枕筋膜小针刀筋膜松解**

定点：印堂、上星、百会、强间等。（见图 1-2-2-1）

适应证：紧张性头痛、风寒头痛、颠顶痛等。

操作：局部备皮，仰卧或俯卧，局部消毒后，用利多卡因行局部浸润麻醉，取直径 0.8mm 短针，垂直进针后压针与皮肤平行继续深入，向不同方向穿刺并松解，至针下松弛无阻力止。纱布按压止血片刻出针，创可贴或纱布覆盖针眼。

注意：严格遵循适应证、禁忌证筛选病患，严格无菌操作，完善急救流程，术后观察 30~60 分钟，无异常方可离开病区，术后定时回访。

2. 颞肌筋膜小针刀筋膜松解

定点：太阳、头维、上关等。（见图 1-2-2-2）

适应证：侧头部疼痛、太阳头痛、偏头痛等。

操作：局部备皮，仰卧或侧卧，局部消毒后，用利多卡因行局部浸润麻醉，取直径 0.8mm 短针，垂直进针后改斜行约 45° 角透刺，至有突破感，再调整针向不同方向松解，至针下空虚止，针退至皮下，平行皮肤松解至松弛。纱布按压止血片刻出针，创可贴或纱布覆盖针眼。

注意：严格遵循适应证、禁忌证筛选病患，严格无菌操作，完善急救流程，术后观察 30~60 分钟，无异常方可离开病区，术后定时回访。

3. 咬肌小针刀筋膜松解

定点：①下颌切迹（下关穴）；②咬牙时咬肌隆起最高处（颊车穴）；③前两点连线中点。

适应证：咬肌疼痛、牙痛、三叉神经痛、面部美容等。

操作：仰卧或侧卧，局部消毒后，用利多卡因行局部浸润麻醉，取直径 0.6mm 及以下短针，垂直进针至筋膜突破感止，再调整针尖向不同方向松解，至针下空虚止，针退至皮下，平行皮肤进针，对皮下进行松解。纱布按压止血片刻出针，创可贴或纱布覆盖针眼。

注意：严格遵循适应证、禁忌证筛选病患，严格无菌操作，完善急救流程。面部的术后针眼及出血影响美容，尽可能选取直径 0.6mm 及以下短针，针刀进针有突破感即止，勿深入损伤面部动静脉及神经肌纤维，下同。术后观察 30~60 分钟，无异常方可离开病区，术后定时回访。

4. 二腹肌小针刀筋膜松解

定点：①下颌角后上缘，咬肌后缘；②下颌角下缘，下颌骨内侧。（见图 2-3-2-1）

适应证：下颌骨内侧疼痛、咬合疼痛、下牙疼痛、面部疼痛等。

操作：侧卧，头后仰，定点局部消毒，局部浸润麻醉后，用直径 0.6mm 以下短针，从下颌骨上升支后缘向下颌骨针刺，突破筋膜后，沿下颌支内侧紧贴骨内侧进针，有突破感止，多向同法至松弛。纱布按压止血片刻出针，创可贴或纱布覆盖针眼。

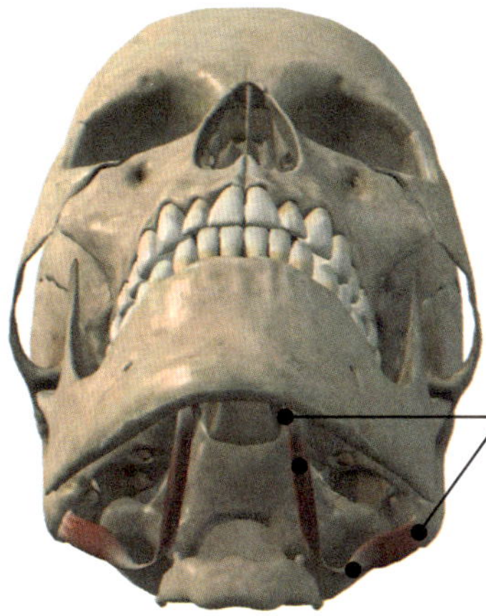

图 2-3-2-1　二腹肌小针刀筋膜松解定点示意图

注意：下颌骨后及内侧组织疏松，血管丰富，尤其颈内外动静脉，操作时务求精巧，不能过深，以免伤及血管神经。

5. 颧大肌小针刀筋膜松解

定点：①颧髎穴；②巨髎穴。

适应证：面部相应区域疼痛、麻木、弛缓，三叉神经痛，面部美容等。

操作：卧位，局部消毒后，采用 0.6mm 及以下直径针刀，针刃顺肌束方向垂直进针，突破筋膜有落空感后，稍调向松解后提针至皮下，平行皮肤，松解皮下组织，术后棉签压迫止血 3 分钟，创可贴或无菌纱布覆盖针孔。

注意：此处血液循环较丰富，加上颧大肌筋膜薄弱松弛，针刺面部，恐遗留瘢痕，当用微针为宜。

第三节　颈项部筋膜松解术

1. 枕下三角小针刀筋膜松解

定点：枕下三角十针。①枕大神经点（天柱穴）；②枕大神经出头棘肌筋膜枕骨附着点；③枕小神经点（完骨穴）；④风池穴；⑤哑门、风府穴。前 4 组均为双穴，根据症状选择相应阳性点。（见图 1-2-2-4）

适应证：颈枕部疼痛、麻木，颈源性头晕，颈源性头痛等。

操作：患者俯卧或侧卧，局部备皮消毒后，针刃顺纵轴垂直刺入，有落空感后提针换角度松解 2~3 针，至针下空虚止，压迫止血 3 分钟，创可贴或无菌纱布覆盖针孔。

注意：此处有枕大神经、枕小神经，深层有椎动脉、延髓等重要组织，一般有突破枕后筋膜的落空感即止，切勿深入。

2. 头夹肌小针刀筋膜松解

定点：下项线，乳突至后缘 3cm 范围僵硬挛缩组织。（见图 2-3-3-1）

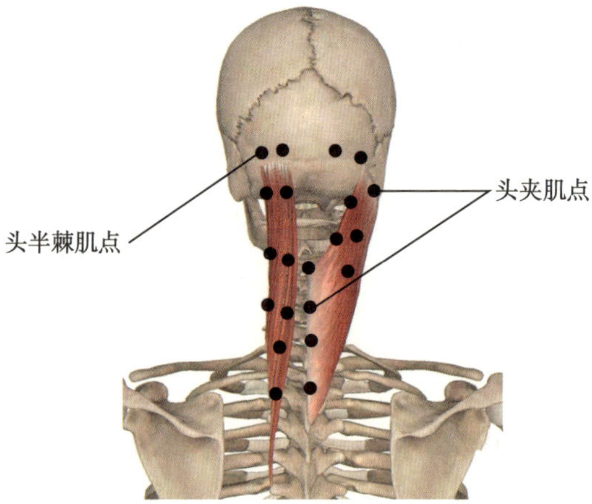

图 2-3-3-1 头夹肌、头半棘肌小针刀筋膜松解定点

适应证：相应区域疼痛不适，枕小神经痛，偏头疼等。

操作：侧卧位，局部备皮消毒后，垂直进针有落空感后，横向调整针向松解 2~3 针，至针下松弛止，压迫止血 3 分钟，创可贴或无菌纱布覆盖针孔。

注意：此处有枕小神经，深层有 C_1 横突，有椎动脉、延髓等重要组织，一般有突破枕后筋膜的落空感即止，切勿深入。

3. 头半棘肌小针刀筋膜松解

定点：C_1—C_4 棘突旁，平行于脊柱正中颈部肌肉隆起区域，一般间隔 1cm 左右定一点。双侧对称各 2~8 个点。（见图 2-3-3-1）

适应证：相应区域僵硬、压痛、条索样变组织，颈型颈椎病，颈肌筋膜炎等。

操作：患者俯卧，局部消毒后，顺肌束间隔垂直刺入，有落空感后提针换角度刺入松解 2~3 针，至针下空虚止，压迫止血 3 分钟，创可贴或无菌纱布覆盖针孔。针刀后辅以手法松动颈椎关节，拉伸筋膜。

注意：此处肌肉丰厚，筋膜挛缩后，筋膜间室压力增大，针刀有突破筋膜的落空感则止，勿深入损伤肌纤维。

4. 椎枕肌小针刀筋膜松解

定点：椎枕肌颅底附着点，C_1—C_2 横突、棘突附着点，以及肌纤维走行区域僵硬压痛点。此处位置较深，浅层按压可无阳性体征，但深层肌肉僵硬，伴上颈端关节僵硬，颈枕角增大，筋膜挛缩。（见图 2-3-3-2）

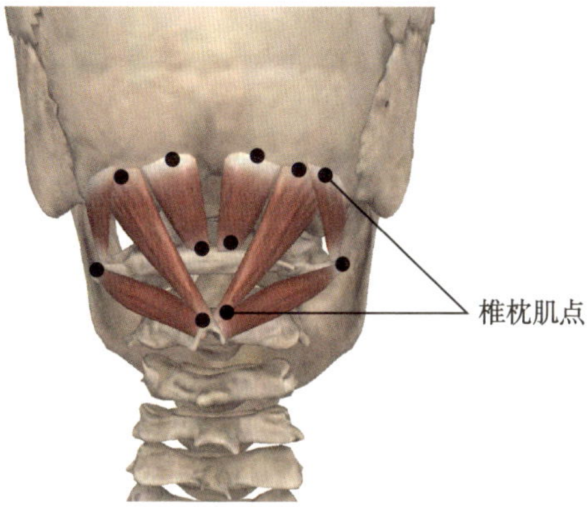

图 2-3-3-2　椎枕肌小针刀筋膜松解定点

适应证：颈源性头晕头痛，颈枕部深层钝痛、隐痛，颈枕部屈伸、旋转活动受限等。

操作：俯卧或侧卧位，局部备皮消毒后，垂直进针，有落空感突破浅层筋膜后，继续沿颅底探索进针，寻找大小直肌、上斜肌颅底附着点的僵硬疼痛部位松解 2~3 针，再松解 C_2 棘突点，至针下松弛止，压迫止血 3 分钟，创可贴或无菌纱布覆盖针孔。

注意：此处有枕大、枕小神经，深层有椎动脉、延髓等重要组织，一般情况针刀不需要达此层次，确需椎枕肌松解，需由经验丰富、技术熟练的医师操作。要点为继突破一层落空感后，针尖探索式进针，紧沿颅底寻找二层突破感，松解针尖下僵硬的椎枕肌筋膜，切勿深入寰枕后膜，引起血肿压迫延髓或直接刺伤延髓而导致严重后果。

5. 颈阔肌小针刀筋膜松解

定点：①锁骨上缘；②斜角肌间沟区域；③胸锁乳突肌后缘区域。以上区域僵硬、挛缩、条索样变组织或疼痛触发点。（见图 2-3-3-3）

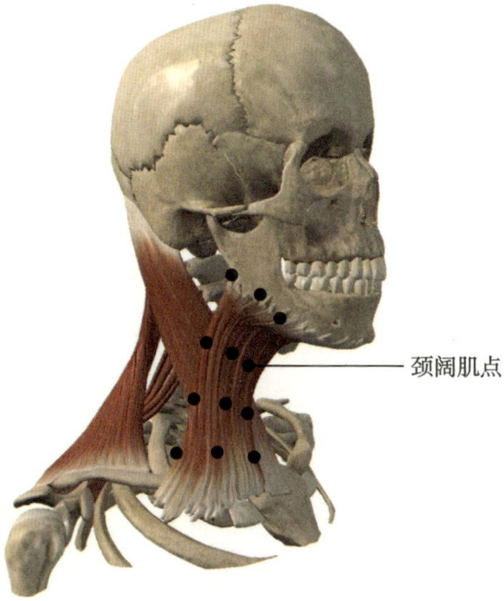

图 2-3-3-3 颈阔肌小针刀筋膜松解定点

适应证：颈阔肌筋膜炎、颈丛浅支神经炎、颈肌劳损、颈阔肌挛缩、上交叉综合征，面部、颈部美容等。

操作：仰卧或者侧卧，定点消毒后行局部浸润麻醉，针垂直刺入，突破浅层颈阔肌有落空感后提针至皮下，平行皮肤对皮下组织进行多向松解至松弛止。

注意：颈阔肌位于颈部浅层，寻找僵硬、板结、压痛等点后，避开浅静脉进针，突破得落空感即止，不能深入，防止损伤颈部血管神经及肺尖等深层脏器。

6. **胸锁乳突肌小针刀筋膜松解**

定点：循行区域僵硬、压痛、板结等点。（见图 2-3-3-4）

适应证：胸锁乳突肌筋膜炎症、损伤，上交叉综合征，颈椎病等。

操作：仰卧或者侧卧，定点消毒后行局部浸润麻醉，针垂直刺入，突破浅层筋膜得落空感后提针，调换方向松解 2~3 针，至针下松弛止，或平刺对皮下筋膜进行松解。

注意：胸锁乳突肌位于颈部浅层，寻找僵硬、板结、压痛等点后，避开浅静脉进针，突破得落空感即止，勿深入肌层，以免损伤肌束及防止损伤颈部血管、肺尖等深层脏器。

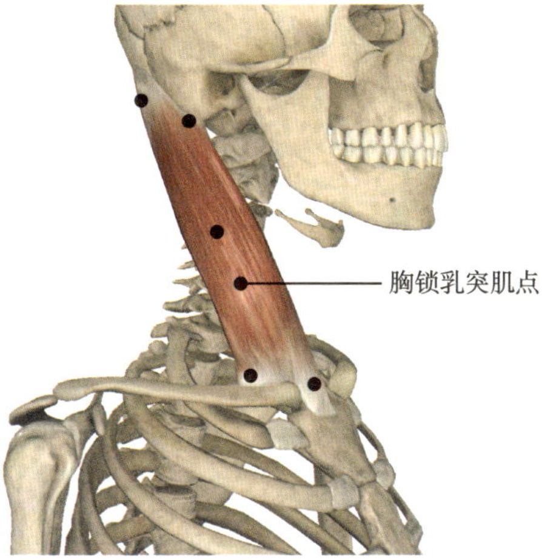

图 2-3-3-4　胸锁乳突肌小针刀筋膜松解定点

7. 斜角肌小针刀筋膜松解

定点：颈四针。①第 1 针，胸锁乳突肌后缘，前中斜角肌间沟，平环状软骨；②第 2 针，胸锁乳突肌后缘，第 1 针上约 2cm；③第 3 针，胸锁乳突肌后缘，第 2 针上约 2cm；④第 4 针，胸锁乳突肌后缘，第 3 针上约 2cm。以及前中后斜角肌肋骨附着点僵硬、压痛、条索样肌纤维、筋膜束（见图 2-3-3-5）。

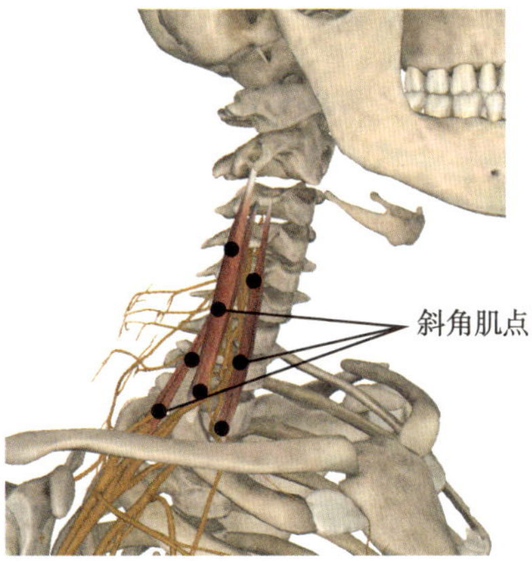

图 2-3-3-5　斜角肌小针刀筋膜松解定点

适应证：斜角肌筋膜炎、斜角肌综合征、斜颈、臂丛神经炎、胸廓出口综合征等。

操作：斜角肌位于颈部浅层，寻找僵硬、板结、压痛等点标记后，局部消毒，可皮下麻醉，左手食、中指固定进针位置，避开浅静脉进针，突破得落空感即止，不能深入，多向松解，防止损伤颈部血管、肺尖等深层脏器。

注意：前中斜角肌间沟有臂丛神经及伴行动静脉，深层有椎动脉，下缘有肺尖、锁骨下血管，术者需手法熟练，深浅把握得当，防止损伤上述组织。

8. 斜方肌小针刀筋膜松解

定点：①枕下三角区域；②肩井穴区域；③C_2—C_7关节突区域筋膜；④C_7棘突旁；⑤肩胛内上角（曲垣穴）；⑥肩胛内侧缘区域；⑦肩峰区域；⑧颈胸棘突旁筋膜僵硬压痛区域。（见图 2-3-3-6）

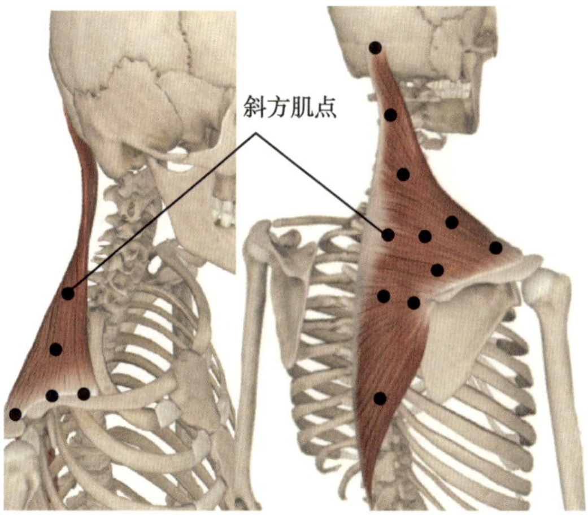

图 2-3-3-6　斜方肌小针刀筋膜松解定点

适应证：斜方肌筋膜炎，颈椎病，损伤致分布区域疼痛触发点、局部僵硬麻木等症状。

操作：斜方肌位于颈背部浅层，寻找僵硬、板结、压痛等点后，避开浅静脉，突破得落空感即止，针退至皮下，平行皮肤，对皮下筋膜进行多向松解至松弛。

注意：斜方肌分布于颈、肩背部广泛组织，肌束扁平薄弱，针尖刺得落空感即止，防止深入，以免损伤深层肌肉及胸腔脏器。

第四节　胸背腰腹部筋膜松解术

1. 胸大肌小针刀筋膜松解

定点：①胸大肌锁骨、胸骨附着筋膜疼痛触发点；②胸大肌胸壁筋膜之僵硬、疼痛触发点；③肱骨大结节下缘附着疼痛点。（见图 2-3-4-1）

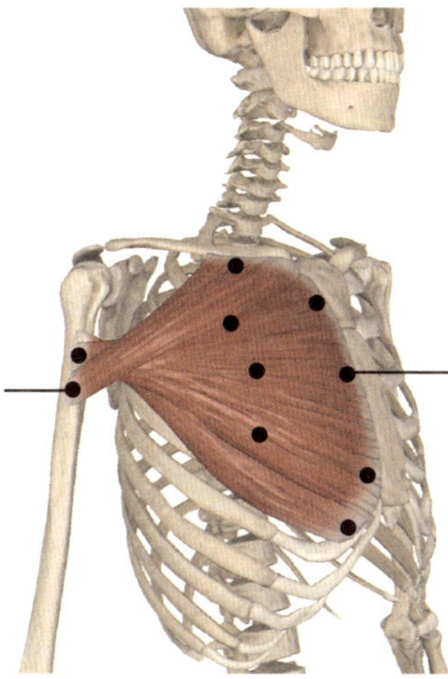

图 2-3-4-1　胸大肌小针刀筋膜松解定点

适应证：胸大肌筋膜循行区域损伤、筋膜炎等。

操作：仰卧位，定点消毒后，行局部浸润麻醉，垂直进针，突破前胸壁筋膜得落空感即止，调向松解 2~3 针，针退至皮下，平行皮肤，对皮下筋膜松解至松弛。压迫止血 3 分钟，创可贴或无菌纱布覆盖针眼。

注意：胸壁后为肋骨、肋间隙，治疗需定位清楚，力度收放自如，防止刺入胸腔引起气胸。

2. 胸小肌小针刀筋膜松解

定点：①胸前壁 3~5 肋骨深压痛点、僵硬、条索样区域；②喙突内侧胸小肌附着点。（见图 2-3-4-2）

适应证：胸小肌损伤、胸小肌循行区域劳损性疼痛等。

操作：仰卧位，定点消毒后，行局部浸润麻醉，左手食、中指夹住肋骨，针从指间垂直进针，突破前胸壁筋膜后探索进针抵达肋骨面提插 2~3 针，至针下空虚止，压迫止血3分钟，创可贴或无菌纱布覆盖针眼。

注意：胸壁后为肋骨、肋间隙，治疗需定位清楚，针尖达胸小肌肋骨、喙突附着区域后，注意把控进针深浅及方向，防止刺入胸腔引起气胸。

3. 前锯肌小针刀筋膜松解

定点：①肩胛骨脊柱缘；②胸廓侧面，腋前、后线之间，4~9肋区域。（见图2-3-4-3）

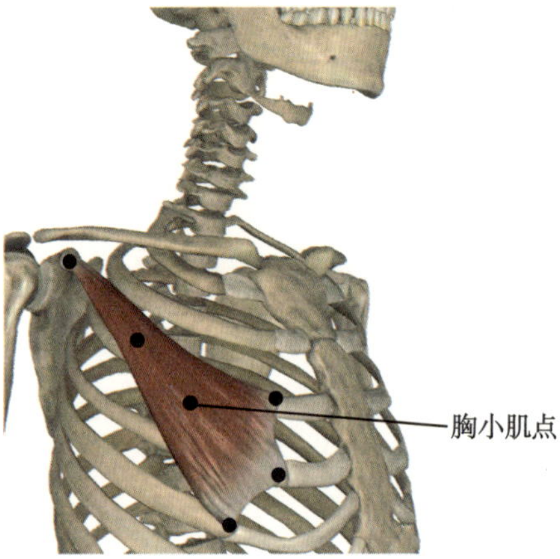

图2-3-4-2 胸小肌小针刀筋膜松解定点

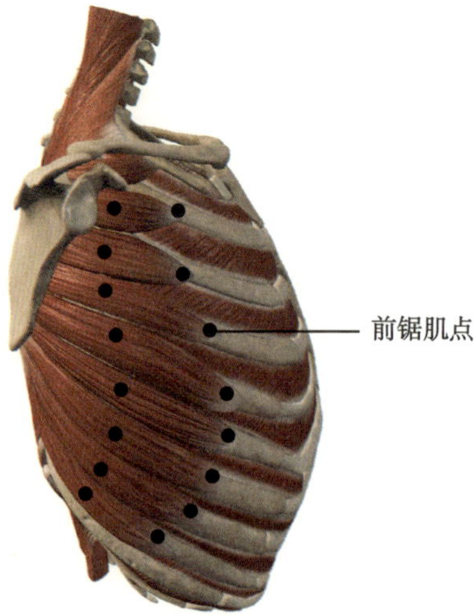

图2-3-4-3 前锯肌小针刀筋膜松解定点

适应证：胁肋区软组织疼痛，肋间神经痛。

操作：侧卧，上肢抱枕部，寻找到疼痛点后，左手食、中指固定肋骨上下缘，嘱患者吸气屏气，选用深浅可调双刃针，从指间进针，抵达肋骨面后，把控制器抵在进针点处皮肤，摇动针尾松解筋膜，至针下松弛后出针，压迫止血3分钟，创可贴或无菌纱布覆盖针眼。

注意：此区域紧邻肋骨和胸腔，定位需准确，操作需熟练，防止刺入胸腔或损伤肋骨骨膜。胸壁区域可选取深浅可调式双刃针进行松解，具有松解面宽、深度可控的优点。下同。

4. 肋间肌小针刀筋膜松解术

定点：①肩胛下角线7~10肋间隙；②腋后线以前3~10肋间隙。（见图2-3-4-4）

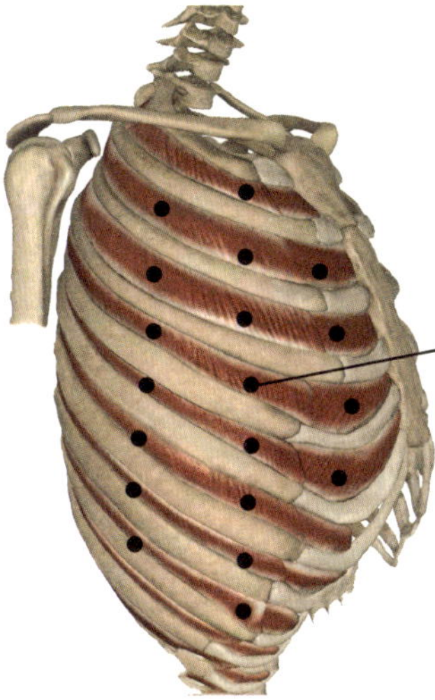

图 2-3-4-4　肋间肌小针刀筋膜松解定点

适应证：相应区域损伤、筋膜炎，肋间神经痛等。

操作：侧卧，患侧上肢上举抱颈后部，术者食、中指平放于目标肋骨上下缘肋间隙，局部浸润麻醉后，选用深浅可调双刃针，从两指间垂直皮肤进针，抵达肋骨面后，把控制器抵在进针点处皮肤，摇动针尾松解肋骨面筋膜，再以中指抵住皮肤作支点，控制深度，持针松解，得松弛感即止。术后压迫止血 3 分钟，无菌纱布或创可贴覆盖针眼。

注意：此处邻胸腔，肋间内、外肌致密，突破时应谨慎，术手其余手指抵胸壁作为支点，防止用力突破时收不住针而刺伤胸膜及肺组织。

5. 菱形肌小针刀筋膜松解

定点：①C_6—C_7、T_1—T_4 棘突旁；②菱形肌肩胛骨内缘附着点；③前两者之间筋膜僵硬、压痛等阳性点。（见图 2-3-4-5）

适应证：上背部菱形肌筋膜炎、损伤致该区域疼痛触发点。

操作：俯卧，双上肢外展或放身旁，松解肩胛内缘附着点时患肢后伸，使得肩胛骨与躯体分离绷紧，消毒后，垂直进针，突破斜方肌及菱形肌得落空感止，多向提插松解，至针下空虚止，压迫止血 3 分钟，创可贴或无菌纱布覆盖针眼。

注意：此处为胸腔后方，组织薄弱，注意手法精细谨慎，避免穿刺过深伤及肺和胸膜。可用双刃针松解。

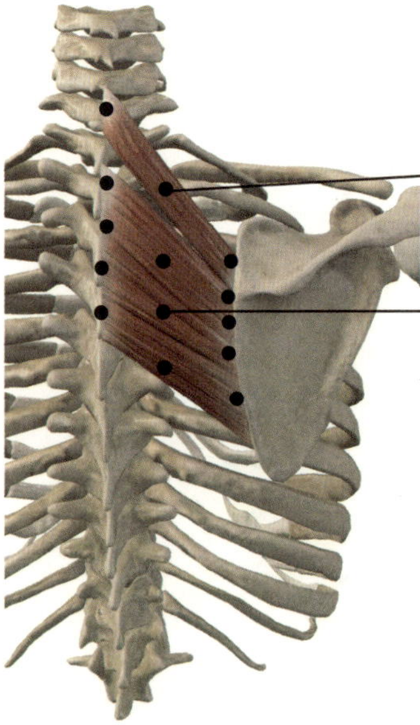

图 2-3-4-5　菱形肌小针刀筋膜松解定点

6. **最长肌小针刀筋膜松解**

定点：颈胸腰椎棘突旁 2~3.5cm 区域（胸腰部为膀胱经第 1 侧线），与脊柱平行的发达肌群。（见图 2-3-4-6）

适应证：相应区域颈胸腰肌劳损、风湿肌痛、筋膜间室综合征等。

操作：俯卧，选取病变处僵硬、压痛、高张力区域进行松解减压，突破颈胸腰筋膜后层得落空感止，勿深入损伤肌纤维。

注意：最长肌维持脊柱姿势和运动，肌纤维发达，损伤后都以瘢痕形式修复，瘢痕影响肌肉张力和活动度，降低肌肉功能，所以针突破筋膜即止，尽量减少损伤肌纤维。针刺操作尽量精细，针刺时以指尖作支点，控制深度，防止损伤深层器官及脏器。

7. **髂肋肌小针刀筋膜松解**

定点：颈背腰部棘突旁 3.5cm 以外髂肋肌筋膜疼痛区域。（见图 2-3-4-7）

适应证：颈背腰部外侧区域疼痛（髂肋肌筋膜分布区域）。

操作：俯卧，选取病变处僵硬、压痛、高张力区域进行松解减压，突破颈胸腰筋膜后层得落空感止，勿深入损伤肌纤维。随后针退至皮下，平行皮肤，对皮下筋膜进行松解至松弛。

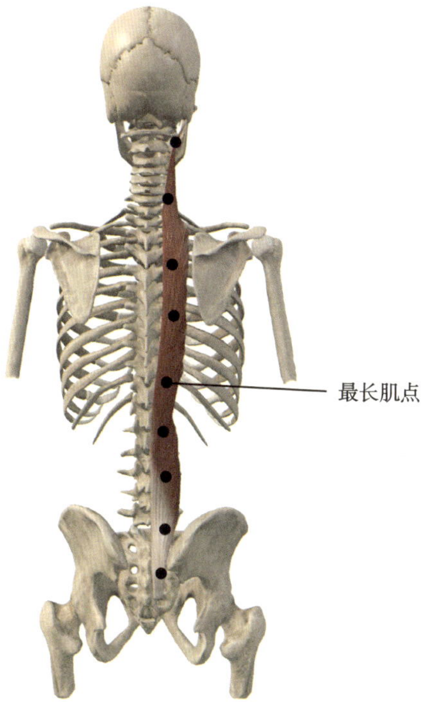

图 2-3-4-6 最长肌小针刀筋膜松解定点

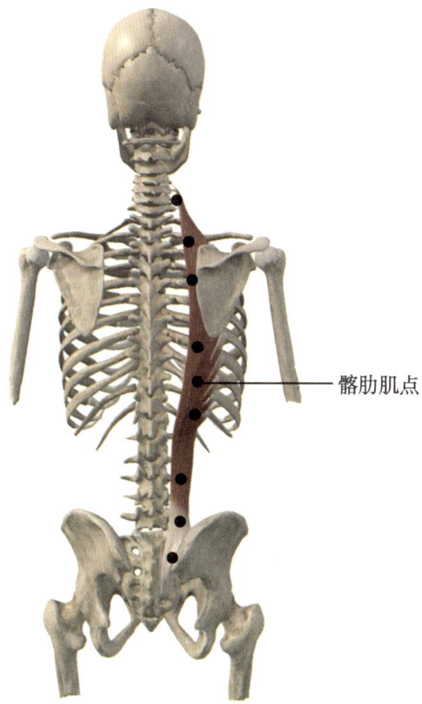

图 2-3-4-7 髂肋肌小针刀筋膜松解定点

注意：胸椎区域筋膜薄弱，距离胸腔极近，所以针突破筋膜即止。针刺操作务必精细，防止损伤深层脏器。可用双刃针松解。

8. 上后锯肌小针刀筋膜松解

定点：①C_6—C_7、T_1—T_2 棘突旁，斜方肌、菱形肌深层；②肩胛骨内上缘，斜方肌、菱形肌深层。（见图 2-3-4-8）

适应证：后背颈胸交界区域筋膜疼痛、久坐痛、深压痛。

操作：俯卧，寻找到疼痛点后，局部消毒，针刃顺棘突或肩胛内上缘垂直进针，突破斜方肌、菱形肌后，探索式进针至筋膜阻力区域进行提插，至针下松弛后出针，压迫止血 3 分钟，创可贴或无菌纱布覆盖针眼。

注意：上后锯肌位于上背深层，紧贴 2~4 肋，需突破斜方肌和菱形肌后，再深一层才是上后锯肌。施术者需熟悉解剖和熟练操作技能，防止损伤胸腔脏器。

9. 棘肌小针刀筋膜松解术

定点：颈胸腰椎棘突旁 0.5cm（胸腰椎旁即华佗夹脊穴）。（见图 2-3-4-9）

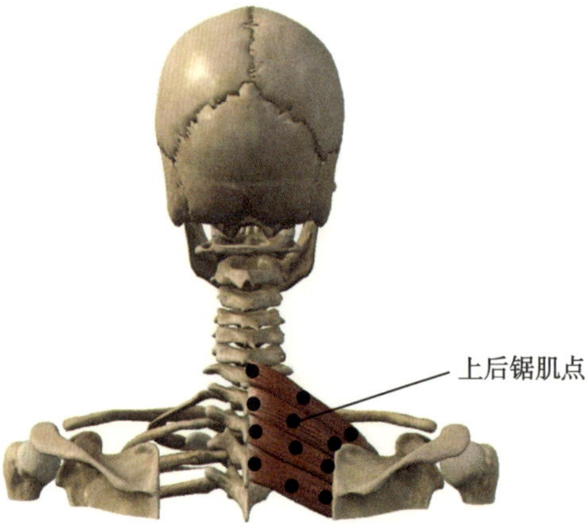

图 2-3-4-8　上后锯肌小针刀筋膜松解定点

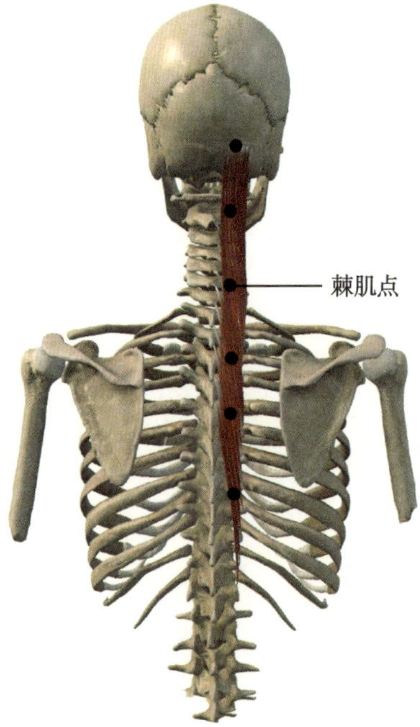

图 2-3-4-9　棘肌小针刀筋膜松解定点

适应证：脊柱旁、颈背腰部内侧僵硬疼痛。

操作：俯卧，棘突旁定点，消毒，针刃顺棘突垂直进针，突破僵硬板结有落空感后抵达椎板，反复提插至针下松弛后出针，压迫止血 3 分钟，创可贴或无菌纱布覆盖针眼。

注意：棘突旁深层有椎管，突破僵硬板结即止，切勿深入椎管，以免引起脊髓神经损伤。

10. 背阔肌小针刀筋膜松解

定点：①肱骨结节嵴；②腋后纹头点；③肩胛外下缘；④L_2 棘突水平；⑤腰外侧缘及髂嵴；⑥脊柱缘。（见图 1-2-3-3）

适应证：循行区域浅层筋膜疼痛、僵硬。

操作：俯卧，寻找到疼痛点后消毒，针刃顺棘突旁垂直进针，突破僵硬板结筋膜有落空感后止，反复提插至针下松弛后出针，压迫止血 3 分钟，创可贴或无菌纱布覆盖针眼。

注意：背阔肌位置浅表，针刀突破僵硬挛缩的筋膜后即止。针刺操作务必精细，针刺时以指尖作支点，控制深度，防止损伤深层器官及脏器。

11. **髂腰肌小针刀筋膜松解**

髂腰肌，由髂肌和腰大肌合成。腰大肌起自腰椎体侧面和横突，髂肌起于髂窝，两肌向下会合，经腹股沟韧带深面，止于股骨小转子。（见图 1-2-4-3）

定点：①L_2—L_5 椎旁；②L_2—L_5 横突尖；③仰卧，髂前上棘与脐连线中点，腹直肌外缘，直腿抬高试验可触及；④腹股沟中点髂腰肌束；⑤股骨小转子。

适应证：腰痛，盆腔周围及盆底疼痛，臀部、大腿前疼痛。

操作：①俯卧位，腹部垫薄枕，横突根部之间，棘突下旁开 3~3.5cm，沿关节突关节外侧跨过椎间孔，松解腰大肌椎旁附着点；②选取 L_2—L_5 横突尖，垂直进针，达横突外缘松解至针下松弛；③仰卧，髂前上棘与脐连线中点，腹直肌外缘，直腿抬高时松解僵硬条索样压痛点；④仰卧，松解腹股沟髂腰肌循行点；⑤俯卧，臀横纹内侧寻找股骨小转子点进行松解。术后压迫止血 3 分钟，无菌纱布或创可贴覆盖。

注意：腰部松解需依托横突、椎体、椎旁小关节作为参照，用钝刃针探索式进针，防止突破腹膜后壁至腹腔，防止损伤神经及腰动脉；腹前壁松解时以腹直肌外侧僵硬压痛区域为准，勿刺入过深而损伤腹腔脏器；腹股沟区域防止损伤股动静脉及股神经。

12. **腰方肌小针刀筋膜松解**

定点：腰方肌六针，即 L_3、L_4、L_5 横突尖，俯卧，术者双手拇指放髂后上棘，中指尖放髂嵴最高点，食指对角平分拇、中指，指间顺竖脊肌外侧缘上下拨动，寻找 L_3 横突尖，再依次向下约 2.5cm、向内 0.5cm，分别为 L_4、L_5 横突，向上约 2.5cm、向内 0.5cm 为 L_2 横突，具体距离因人身高体型而异。（见图 1-2-3-4、图 1-2-3-5）

适应证：腰肌劳损、第三腰椎横突综合征等。

操作：俯卧，腹部垫薄枕，定位后消毒，行局部浸润麻醉后，针垂直进入，抵达横突尖外侧后，分别对横突尖外缘、上缘、下缘松解至松弛。术后压迫止血 3 分钟，无菌纱布或创可贴覆盖。

注意：腰方肌松解需依托横突尖周围，用钝刃针松解至针下松弛即止，勿过度致组织损伤，用术者指尖抵住患者皮肤作为支点，控制深浅，防止突破腹膜后壁损伤神经、腰动脉，甚至腹腔脏器。

13. **下后锯肌小针刀筋膜松解**

定点：①T_{11}、T_{12}、L_1、L_2 棘突旁；②第 9、10、11、12 肋骨下缘偏外侧。（见

图 2-3-4-10）

适应证：胸腰交界部深层钝痛，久坐疼痛。

操作：俯卧位，胸腰前部垫枕，定点消毒后，局部浸润麻醉。棘突旁松解时，针刃顺脊柱，紧贴棘突旁松解，至针下空虚止；肋骨附着点松解时，左手食、中指固定肋骨上下缘，针从两指间进入抵达肋骨面后，稍提针向肋骨下缘探索进针，沿肋骨下缘突破得落空感后提针，反复提插至针下空虚止。术后压迫止血 3 分钟，无菌纱布或创可贴覆盖。

注意：下后锯肌位于胸腰部深层，针刺时需要突破浅层肌肉组织后，再进一步突破深层下后锯肌，在相应组织反复提插松解，至针下空虚。以术者指尖抵住患者皮肤作为支点，控制深浅，勿过度深入，以免损伤胸腹部脏器。

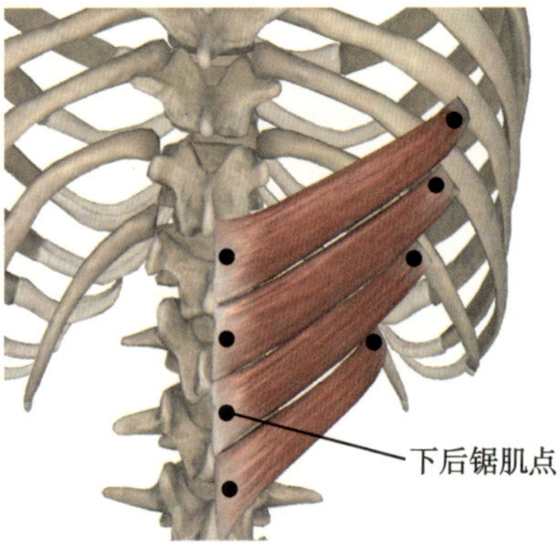

图 2-3-4-10　下后锯肌小针刀筋膜松解定点

14. 髂腰韧带小针刀筋膜松解

定点：①L_4、L_5 横突；②平 L_5 横突髂嵴内上缘；③前两点连线区域（见图 2-3-4-11）。

适应证：腰骶区域两侧疼痛，久坐、运动、损伤后该区域疼痛。

操作：俯卧，腹部垫枕，画出双侧 L_3、L_4、L_5 横突，消毒，在 L_4、L_5 横突体表垂直进针，松解横突外侧和外下缘，并顺髂腰韧带松解至针下松弛止。术后压迫止血 3 分钟，无菌纱布或创可贴覆盖。

注意：此处紧贴横突及髂腰韧带进行松解，以术者指尖抵住患者皮肤作为支点，控制深浅，避免损伤盆腔脏器、血管、神经及输尿管等。

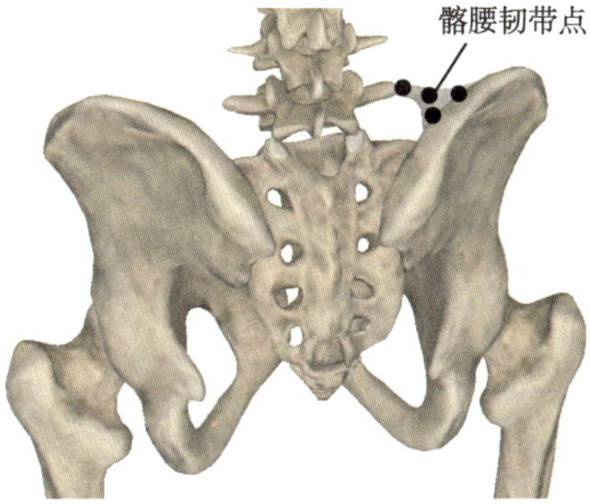

图 2-3-4-11　髂腰韧带小针刀筋膜松解定点

15. 骶髂后韧带小针刀筋膜松解

定点：髂后上棘内缘至骶角外缘连线区域僵硬板结组织。（见图 2-3-4-12）

适应证：骶部两侧劳损性疼痛，骶髂关节炎，骶髂关节错缝等。

操作：俯卧位，腹部垫枕，定点消毒后，针刃顺骶髂后缝进针，突破韧带得落空感后提针，调整针向再刺，至针下空虚止。随后针退至皮下，平行皮肤，对皮下筋膜松解至松弛。术后压迫止血 3 分钟，无菌纱布或创可贴覆盖。

注意：此处筋膜致密，突破韧带后勿深入，勿损伤骨膜。术后压迫，防止骶髂部出血引起剧烈疼痛。

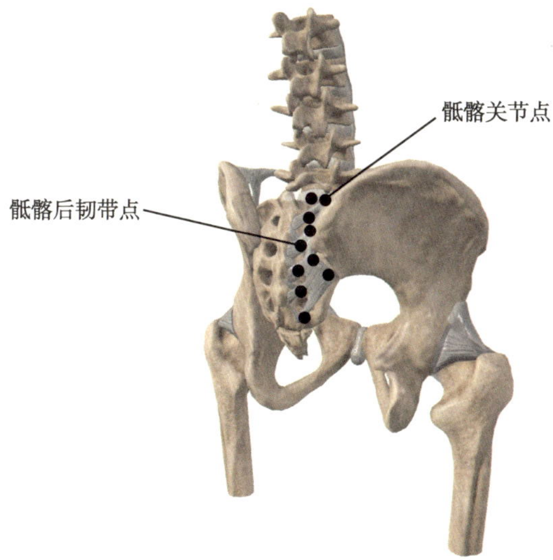

图 2-3-4-12　骶髂后韧带小针刀筋膜松解定点

16. 腹外斜肌小针刀筋膜松解

定点：①肋弓下缘外侧腹外斜肌附着区；②脐水平外侧腹外斜肌筋膜；③髂嵴前缘、腹股沟韧带附着区。（见图 2-3-4-13）

适应证：腹壁两侧肌筋膜疼痛，肥胖，产后腹痛等。

操作：仰卧或侧卧，定点消毒后，局部浸润麻醉，针刃顺肌束垂直进针，突破浅层筋膜后提针，调整针向反复松解，至针下空虚止。术后压迫止血 3 分钟，无菌纱布或创可贴覆盖。

注意：腹外斜肌位置浅表，肥胖者被浅层脂肪掩盖，进针后突破第一层落空感即止，勿深入损伤盆腔脏器、血管、神经及输尿管。

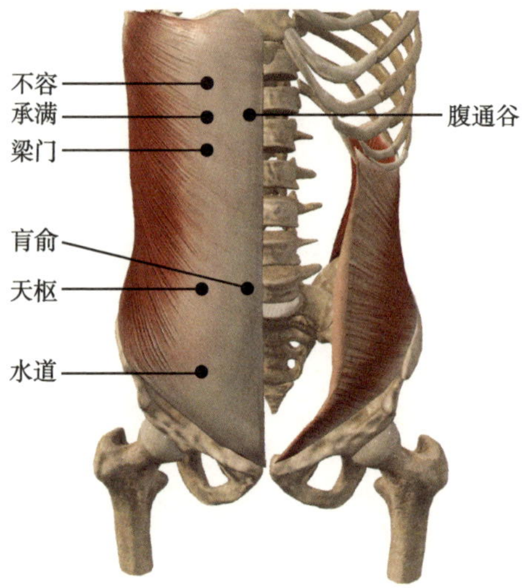

图 2-3-4-13　腹外斜肌小针刀筋膜松解定点

17. 腹直肌小针刀筋膜松解

定点：①剑突下及两侧 5cm 区域腹直肌筋膜附着点；②耻骨联合上缘腹直肌筋膜附着区；③前两点连线腹直肌肌腹区域。（见图 2-3-4-14）

适应证：腹直肌筋膜炎、腹直肌损伤、风湿性肌病、产后腹直肌分离、肥胖、术后瘢痕等。

操作：仰卧，定点消毒后，局部浸润麻醉，针刃顺肌束垂直进针，突破腹直肌筋膜得落空感后提针，调整针向松解，至针下松弛止，随后针退至皮下，平行皮肤，对皮下筋膜松解至松弛。术后压迫止血 3 分钟，无菌纱布或创可贴覆盖。

注意：腹直肌深层为腹腔脏器，突破后勿深入，以术者指尖抵住患者皮肤作为支点，控制深浅，防止深层脏器损伤及血肿。

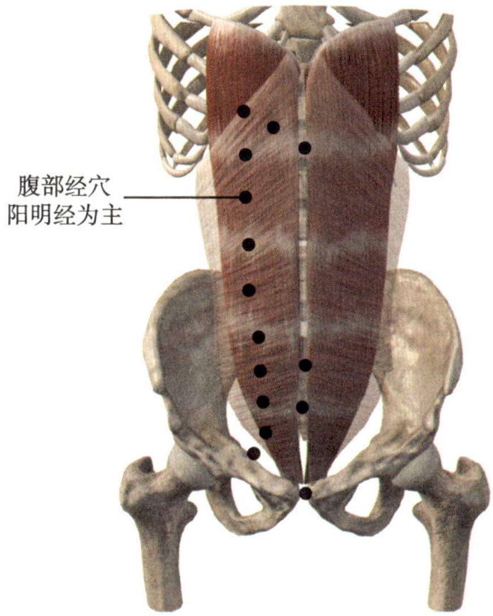

图 2-3-4-14　腹直肌小针刀筋膜松解定点

第五节　臀部筋膜松解术

1. 阔筋膜张肌小针刀筋膜松解

定点：五指定位法之拇指、食指浅层。（见图 1-2-4-1、图 1-2-4-2）

适应证：髋外侧筋膜疼痛综合征、阔筋膜张肌炎、髋骨关节病、臀部劳损等。

操作：俯卧或侧卧，定点消毒后，局部浸润麻醉，针刃顺肌束垂直进针，突破阔筋膜有落空感后提针，调整针向松解，至针下松弛止，随后针退至皮下，平行皮肤，对皮下筋膜松解至松弛。术后压迫止血数分钟，创可贴或无菌敷料覆盖针眼。

注意：阔筋膜张肌位于髋外侧浅层，针刀突破僵硬之筋膜即提针，勿深入，防止损害深层组织。

2. 臀中肌小针刀筋膜松解

定点：五指定位法之拇指、食指深层。（见图 1-2-4-1、图 1-2-4-2）

适应证：臀中肌筋膜炎、臀中肌损伤、髋骨关节病、产后疼痛等。

操作：俯卧或侧卧，定点消毒后，局部浸润麻醉，针刃顺肌束垂直进针，突破阔筋膜有落空感后提针，调整针向松解，至针下松弛止。术后压迫止血数分钟，创可贴或无菌敷料覆盖针眼。

注意：臀中肌为臀部较深组织，针需穿过阔筋膜张肌后，在深层提插松解，注意缓慢提插，出针后压迫止血，防止深层血肿。

3. 梨状肌小针刀筋膜松解

定点：五指定位法之中指、环指投影区域深层。（见图 1-2-4-1、图 1-2-4-2）

适应证：梨状肌综合征、坐骨神经变异症状、产后疼痛等。

操作：患者侧卧，患侧在上，健肢伸直，患侧膝置床面，使患肢微屈髋内收，绷紧梨状肌，标记点消毒后，左手食、中指按压固定指下僵硬压痛点，垂直进针，达目标组织后提插数针，至针下空虚止。压迫止血数分钟，创可贴或无菌敷料覆盖针眼。

注意：梨状肌位于臀部较深部位，上、下孔分别为臀上下神经、动静脉出口，伤及可能造成出血、神经损伤等。可以术手指尖为支点，控制进针深度及方向。

4. 骶结节、骶棘韧带小针刀筋膜松解

定点：①五指定位法之小指尖，骶角与坐骨结节连线区域条索样组织，约经过小指尖区域；②五指定位法之第 5 掌指关节区域。（见图 1-2-4-1、图 1-2-4-2）

适应证：骶结节、骶棘韧带损伤、劳损，产后疼痛等。

操作：侧卧，患侧在上，患者双手指交叉抱膝，屈髋屈膝，绷紧相应韧带，消毒，左手食、中指按压固定指下僵硬、条索样压痛点，垂直进针，达目标组织后提插数针，至针下空虚止。压迫止血数分钟，创可贴或无菌敷料覆盖针眼。

注意：骶结节、骶棘韧带均起源于骶角，下端分支分别附于坐骨结节、坐骨棘，韧带致密细小，针刺易滑动，需手指固定，刺中韧带浅层刚有落空感即止，勿深入穿透或过度松解，以免损伤韧带。

5. 臀小肌小针刀筋膜松解

定点：五指定位法之大鱼际投影深层。（见图 1-2-4-1、图 1-2-4-2）

适应证：股骨大转子上缘深层疼痛，髋关节骨性关节炎，臀小肌综合征，股

骨头坏死等。

操作：患者侧卧，患侧在上，健肢伸直，患侧膝置床面，使患肢微屈髋内收，绷紧臀小肌，标记点消毒后，左手食、中指按压固定指下僵硬压痛点，垂直进针达股骨大转子上缘之髋臼上缘、髂骨区域骨面，提插数针，至针下空虚止。压迫止血数分钟，创可贴或无菌敷料覆盖针眼。

注意：臀小肌位于股骨大转子上缘深层，深层松解易引起深层组织出血而不易察觉，进而发生血肿、挤压组织，导致神经受损、失血或局部坏死等事故，故此区域操作需探索式进针，防止刺伤深层血管神经。

6. 股方肌小针刀筋膜松解

定点：五指定位法之小鱼际肌区域。（见图 1-2-4-1、图 1-2-4-2）

适应证：股方肌筋膜炎，坐骨神经痛、坐骨神经炎等。

操作：患者侧卧，患侧在上，健肢伸直，患侧膝置床面，使患肢微屈髋内收，充分绷紧臀部股方肌，标记点消毒后，左手食、中指按压固定指下僵硬压痛点，垂直进针松解股骨与坐骨之间僵硬挛缩的股方肌筋膜，至针下空虚止。压迫止血数分钟，创可贴或无菌敷料覆盖针眼。

注意：此处深层有坐骨神经及伴行血管，针刺突破其僵硬挛缩筋膜有落空感即止，不宜过深或过度松解，以免伤及坐骨神经及血管。

7. 臀大肌小针刀筋膜松解

定点：①五指定位法之中指、环指、小指浅层区域；②股骨干臀肌粗隆点。（见图 1-2-4-1、图 1-2-4-2）

适应证：臀大肌筋膜炎、损伤，腰椎间盘突出，髋骨关节病等。

操作：患者侧卧，患侧在上，健肢伸直，患侧屈髋屈膝 90°，充分绷紧臀部股方肌，标记点消毒后，左手食、中指按压固定指下僵硬压痛点，垂直进针松解股骨与坐骨、骶骨之间僵硬挛缩的臀大肌筋膜，至针下空虚止，随后针退至皮下，平行皮肤，对皮下筋膜松解至松弛。压迫止血数分钟，创可贴或无菌敷料覆盖针眼。

注意：臀大肌位置浅表，可以术手指尖作支点，控制深浅及针向，避免针刺过深损伤深层组织。

8. 髂尾肌、耻尾肌小针刀筋膜松解

定点：尾骨两旁僵硬压痛、条索样组织及疼痛触发点等。（见图 1-2-3-8）

适应证：骶尾慢性疼痛、陈旧性挫伤，产后骶尾疼痛等。

操作：患者俯卧，腹部垫枕，或屈髋屈膝（胸膝位），尾椎两旁寻找到阳性点后消毒，垂直进针，突破筋膜有落空感后提针调向针刺 2~3 针，至针下空虚止。压迫止血数分钟，创可贴或无菌敷料覆盖针眼。

注意：此处深层有直肠等脏器，可以术手指尖作为支点，控制深浅及针向，防止损伤直肠、会阴等组织。

9. 盆底会阴筋膜小针刀筋膜松解

定点：①坐骨结节内侧筋膜；②尾骨与肛门之间筋膜；③肛门与外生殖器之间筋膜。

适应证：盆底会阴区域疼痛、坠胀，盆腔器官下垂等。

操作：患者俯卧，腹部垫枕，或屈髋屈膝（胸膝位），会阴区寻找到阳性点后消毒，局部浸润麻醉，垂直进针，突破筋膜有落空感后提针调向针刺 2~3 针，至针下空虚止，针退至皮下，平行皮肤，对皮下筋膜松解至松弛。压迫止血数分钟，创可贴或无菌敷料覆盖针眼。

注意：会阴区位置特殊，此区域血管神经丰富，有直肠及生殖器官，男性患者皮下有海绵体，进针时需避开。可以术手指尖作为支点，控制深浅及针向，进针突破筋膜有落空感即止，勿过深。

第六节　上肢筋膜松解术

1. 冈上肌小针刀筋膜松解

定点：冈上窝区域僵硬压痛点，以及肱骨大结节附着区域压痛点。（见图 1-2-3-2）

适应证：冈上肌损伤、劳损等。

操作：侧卧，患侧在上，寻找到阳性点后消毒，局部浸润麻醉，垂直进针，突破斜方肌筋膜有落空感后再探索深入，再次落空感后提针调向针刺 2~3 针，至针下空虚止。压迫止血数分钟，创可贴或无菌敷料覆盖针眼。

注意：此处浅层为斜方肌，深层为冈上肌，再深层有肩胛上神经及血管，更深层可达胸膜腔顶部、肺尖。可以术手指尖作为支点，控制深浅及针向，勿过深。

2. 冈下肌小针刀筋膜松解

定点：①肩胛冈下缘三分之二区域内的僵硬压痛点，如天宗穴；②肱骨大结节后上缘附着点。（见图 1-2-3-2）

适应证：肩胛背部筋膜疼痛，冈下肌损伤、劳损等。

操作：俯卧，寻找到阳性点后消毒，局部浸润麻醉，垂直进针，突破冈下肌筋膜有落空感后提针调向针刺 2~3 针，至针下空虚止，随后针退至皮下，平行皮肤，对皮下筋膜松解至松弛。压迫止血数分钟，创可贴或无菌敷料覆盖针眼。

注意：冈下肌筋膜浅而致密，针反复在浅层松解至针下空虚，勿深入损伤肌纤维；同时防止针跨过冈下窝骨面进入胸腔，需提前注意是否有肩胛骨骨折或缺损。

3. 小圆肌小针刀筋膜松解

定点：①肩胛骨外下缘中段；②肱骨大结节后缘附着点。（见图 1-2-3-2）

适应证：小圆肌损伤或筋膜炎。

操作：侧卧，患侧在上，患侧上肢上举抱后枕部，寻找到阳性点后消毒，局部浸润麻醉，押手食、中指固定进针点，垂直进针，突破斜方肌筋膜有落空感后再探索深入，再次落空感后提针调向针刺 2~3 针，至针下空虚止。压迫止血数分钟，创可贴或无菌敷料覆盖针眼。

注意：侧卧位操作时，手法需熟练，针刺在肩胛骨外侧缘骨面上，押手需固定进针位置，防止针滑过骨缘进入胸腔发生事故。

4. 肩胛下肌小针刀筋膜松解

定点：①肩胛骨内侧缘疼痛触发点；②肱骨小结节嵴疼痛触发点。（见图 2-3-6-1）

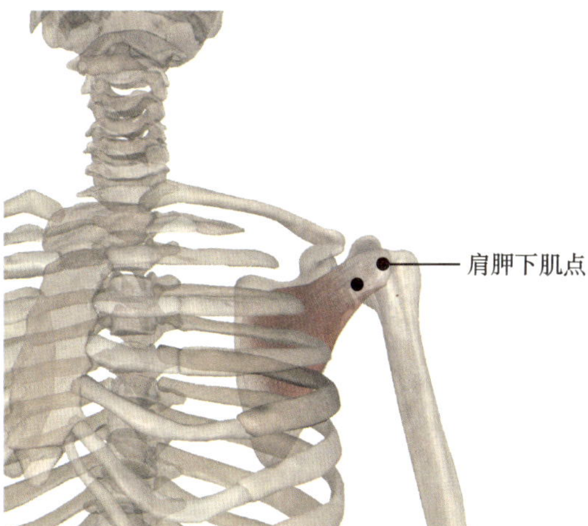

图 2-3-6-1　肩胛下肌小针刀筋膜松解定点

适应证：肩胛下肌损伤或腱病等。

操作：患者侧卧，患侧上肢屈肘后伸摸背至最高，术者左手指深入肩胛内侧缘与胸廓间隙，扩大其间隙，针紧贴肩胛骨内侧缘前面松解数针至空虚止；肱骨小结节嵴点垂直进针松解即可。

注意：肩胛内侧缘紧贴胸背，松解时需押手固定，双手协调，谨慎松解，防止用力不当穿过胸壁，引发事故。

5. 三角肌小针刀筋膜松解

定点：①前束起止点及肌束（肱骨大结节及下缘筋膜束）；②外侧束起止点及肌束（三角肌外侧上缘、下缘）；③后束起止点及肌束；④肩部经穴（肩前、肩髃、肩髎、臑俞、臂臑）。（见图1-2-2-7）

适应证：三角肌损伤、劳损，肩周炎等。

操作：侧卧，寻找到阳性点后消毒，局部浸润麻醉，垂直进针，突破三角肌筋膜有落空感后提针调向针刺2~3针，至针下空虚止，随后针退至皮下，平行皮肤，对皮下筋膜松解至松弛。压迫止血数分钟，创可贴或无菌敷料覆盖针眼。

注意：三角肌为覆盖盂肱关节的浅层肌。松解时以筋膜为主，勿深入肌层及深层关节组织，尤其是肩袖及关节软骨。可以术手指尖作为支点，控制深浅及针向。

6. 肱二头肌小针刀筋膜松解

定点：①肱二头肌短头腱（肱骨小结节处）；②肱二头肌长头腱（结节间沟上缘）；③肌腹张力高点；④尺骨冠突附着点；⑤肘部内侧缘韧带。（见图1-2-2-8）

适应证：肱二头肌腱炎、筋膜炎、劳损等。

操作：仰卧，寻找到阳性点后消毒，局部浸润麻醉，垂直进针，突破长头腱纤维鞘、小结节止点、肌腱附着点、肌腹筋膜有落空感后提针，调向针刺2~3针，至针下空虚止。压迫止血数分钟，创可贴或无菌敷料覆盖针眼。

注意：长头腱纤维鞘松解时，突破纤维鞘即停止再深入，防止肌腱损伤；可以术手指尖作为支点，控制深浅及针向；附着点松解勿过度深入；肌腹筋膜松解亦勿深入，以免损伤肌纤维。

7. 肱三头肌小针刀筋膜松解

定点：①肱三头肌长头（肩胛骨盂下结节，约肩贞穴）；②肱三头肌外侧

头；③肌腹筋膜高张力点；④尺骨鹰嘴止点，肌腱肌腹交界区域（约清冷渊、天井穴）。（见图 1-2-2-9）

适应证：肱三头肌损伤、肌腱炎、筋膜炎。

操作：侧卧，寻找到阳性点后消毒，局部浸润麻醉，垂直进针，突破肱三头肌筋膜有落空感后提针调向针刺 2~3 针，至针下空虚止。压迫止血数分钟，创可贴或无菌敷料覆盖针眼。

注意：肌腱松解提插次数宜少，深度宜浅；肌腹区域松解筋膜，减压即止，勿深入伤及肌纤维。可以术手指尖作为支点，控制深浅及针向。

8. 喙肱肌小针刀筋膜松解

定点：①喙突外下缘；②肱骨内侧中段，肱二头肌后缘。（见图 2-3-6-2）

适应证：喙肱肌筋膜炎、损伤，肩周炎，上臂内收疼痛等。

操作：仰卧，上臂上举外展外旋，暴露上臂内侧，寻找到阳性点后消毒，局部浸润麻醉，垂直进针，突破喙肱肌筋膜有落空感后提针调向针刺 2~3 针，至针下空虚止。压迫止血数分钟，创可贴或无菌敷料覆盖针眼。

注意：喙突深层为胸腔，外侧有臂丛神经及腋动静脉，肱骨干内侧有肱动、静脉，针刺时押手需触及血管搏动并避开，探索进针，防止血管神经损伤。可以术手指尖作为支点，控制深浅及针向。

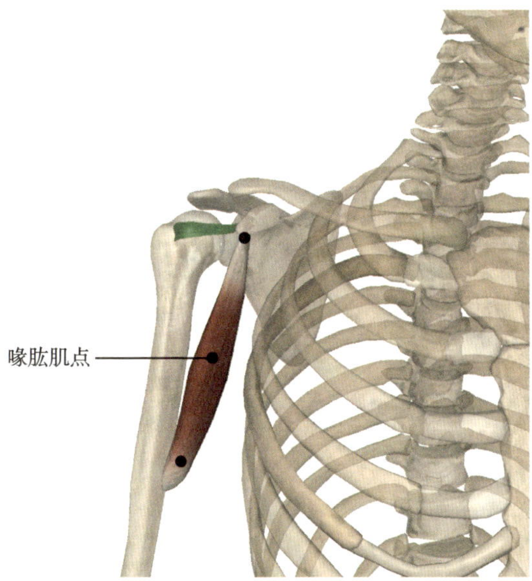

图 2-3-6-2　喙肱肌小针刀筋膜松解定点

9. **肱肌小针刀筋膜松解**

定点：①肘窝中点肘横纹上缘；②肘窝中点肘横纹中，肱二头肌腱外侧（尺泽）；③肘横纹内侧，肱二头肌腱内侧（曲泽）。（见图 2-3-6-3）

适应证：肘窝、肘前部疼痛，肘关节活动受限。

操作：仰卧，肘伸直，暴露肘窝，寻找到阳性点后消毒，局部浸润麻醉，垂直进针，突破喙肱肌筋膜有落空感后提针调向针刺 2~3 针，至针下空虚止。压迫止血数分钟，创可贴或无菌敷料覆盖针眼。

注意：肘部正中有肱动脉、尺桡动静脉、头静脉等，针刺时押手需触及肘部动脉搏动并避开，需探索进针，防止刺伤血管神经。术后需适当活动，防止肘关节粘连。

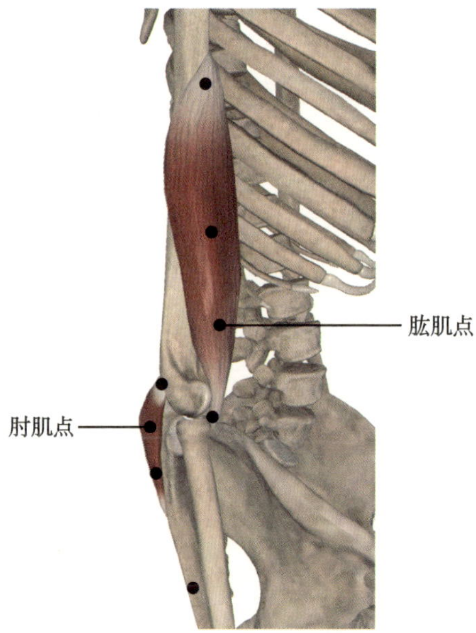

图 2-3-6-3 肱肌小针刀筋膜松解定点

10. **肘肌小针刀筋膜松解**

定点：①肱骨外上髁后缘；②尺骨鹰嘴外侧；③尺骨鹰嘴下，尺骨上段外侧。

适应证：肘外侧、后侧局限性疼痛，屈伸活动时该区域疼痛。（见图 2-3-6-3）

操作：仰卧或侧卧，微屈肘旋前，暴露肘后侧，寻找到阳性点后消毒，局部浸润麻醉，垂直进针，突破肘肌筋膜的落空感后提针调向针刺 2~3 针，至针下空虚止。压迫止血数分钟，创可贴或无菌敷料覆盖针眼。

注意：肘肌薄弱致密，针刀松解时以突破筋膜后有落空感即止，勿深入损伤骨膜和肘关节囊。术后需适当活动，防止肘关节粘连。

11. **肱桡肌小针刀筋膜松解**

定点：①肱骨外上髁上缘；②肱桡关节外侧肌肉隆起处（曲池）；③曲池下3cm肱桡肌束（手三里）。（见图2-3-6-4）

适应证：肘外侧、前臂上段外侧之肱桡肌筋膜疼痛等。

操作：仰卧，肘伸直，使肱桡肌收缩隆起，在肌束隆起较高、张力较大处找阳性点，消毒，局部浸润麻醉，垂直进针，突破肱桡肌筋膜有落空感后提针调向针刺2~3针，至针下空虚止，随后针退至皮下，平行皮肤，对皮下筋膜松解至松弛。压迫止血数分钟，创可贴或无菌敷料覆盖针眼。

注意：肱桡肌为连接肘关节外侧的重要组织，针刺只需松解僵硬挛缩之筋膜，勿深入伤及肌肉组织。

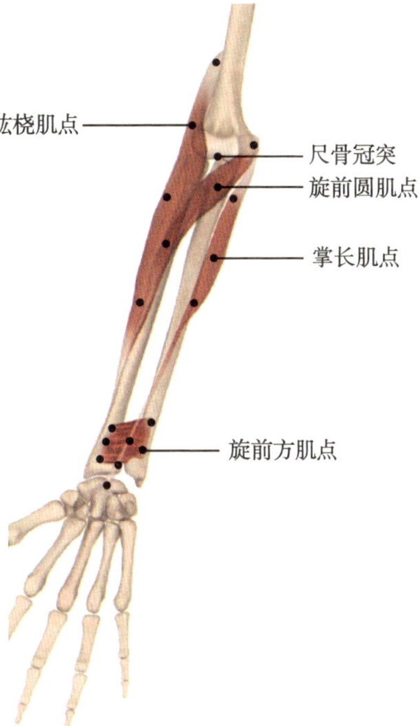

图2-3-6-4　肱桡肌小针刀筋膜松解定点

12. **掌长肌小针刀筋膜松解**

定点：①肱骨内上髁；②腕掌侧正中与肱骨内上髁连线上，前臂上三分之二区域。

适应证：掌长肌筋膜炎、循行区域疼痛。（见图2-3-6-4）

操作：仰卧，肘伸直，握拳，在掌长肌束隆起较高、张力较大处找阳性点，消毒，局部浸润麻醉，垂直进针，突破筋膜有落空感后提针调向针刺2~3针，至针下空虚止。压迫止血数分钟，创可贴或无菌敷料覆盖针眼。

注意：掌长肌上段为肌束，下段为肌腱，肌束松解筋膜，减轻筋膜间室的压力，禁止损伤下段之肌腱及深层桡动脉、正中神经。

13. **旋前圆肌小针刀筋膜松解**

定点：①肱骨内上髁外上缘；②尺骨冠突；③桡骨中上段前侧缘（下廉、上

廉前缘）;④前臂掌侧,第 1 点、第 3 点连线中点。（见图 2-3-6-4）

适应证：旋前圆肌综合征、前臂旋前疼痛、正中神经卡压等。

操作：仰卧,肘伸直,握拳腕背伸,在上述定点区域寻找僵硬、肿胀、压痛、条索样变区域进行标记,消毒,局部浸润麻醉,垂直进针,突破筋膜有落空感后,再探索式进针突破深层组织,提针调向针刺 2~3 针,至针下空虚止。压迫止血数分钟,创可贴或无菌敷料覆盖针眼。

注意：此处浅层有前臂屈肌筋膜,深层有正中神经及桡动脉,针刺时需探索进针,提插次数宜少,防止损伤组织。

14. **旋前方肌小针刀筋膜松解**

定点：①前臂远端桡侧（经渠穴）；②前臂远端正中（内关穴）；③前臂远端尺侧（通里、阴郄区域）。（见图 2-3-6-4）

适应证：前臂远端掌侧疼痛,前臂旋前疼痛等。

操作：仰卧,肘伸直,握拳腕背伸,在腕掌侧横纹近端定点,消毒,局部浸润麻醉,垂直进针,突破筋膜,针下空虚后拔针。压迫止血数分钟,创可贴或无菌敷料覆盖针眼。

注意：此处有桡动脉、尺动脉、尺神经、正中神经及腕部屈肌腱,位置浅表,骨膜也易受伤,操作宜谨慎熟练,勿粗暴进针。

15. **腕管小针刀筋膜松解**

定点：①腕掌侧横纹远端,桡侧腕屈肌腱尺侧缘；②腕掌侧横纹远端,掌长肌腱桡侧缘；③第 1 点远端 2cm；④第 2 点远端 2cm。（见图 1-2-2-14）

适应证：腕掌侧支持带挛缩,腕横韧带挛缩,腕管综合征等。

操作：仰卧,肘伸直,握拳腕背伸,定点后消毒,局部浸润麻醉,垂直进针,突破筋膜,针下空虚后拔针。压迫止血数分钟,创可贴或无菌敷料覆盖针眼。

注意：此处有桡侧腕屈肌腱和掌长肌腱、正中神经,针刺时需谨慎,探索式进针,防止损伤血管、神经及肌腱。可选用双刃针平面划拨术,深浅可控,松解更彻底。

16. **旋后肌小针刀筋膜松解**

定点：①肱骨外上髁下缘；②桡骨小头环韧带；③前臂背侧上段,尺桡骨间筋膜（四渎穴）；④桡骨中上段前侧缘（下廉、上廉后缘）。（见图 2-3-6-5）

适应证：前臂背侧上段软组织疼痛、旋后疼痛,桡管综合征等。

操作：俯卧或侧卧,肘稍屈曲,握拳腕屈曲,定点,消毒,局部浸润麻醉,垂直进针，突破筋膜，针下空虚后拔针。压迫止血数分钟，创可贴或无菌敷料覆盖针眼。

注意：此处有前臂伸肌腱弓、桡神经背侧皮支及伸肌腱，针刺时需谨慎，探索式进针，防止损伤血管、神经及肌腱。

17. 前臂背侧腱弓（桡管）小针刀筋膜松解

定点：前臂背侧上中 1/3，口向上的 C 形腱弓及隆起、僵硬部分。（见图 1-2-2-13）

适应证：前臂背侧上段软组织疼痛，桡管综合征等。

操作：俯卧或侧卧，肘稍屈曲，握拳腕屈曲，定点，消毒，局部浸润麻醉，垂直进针，突破筋膜有落空感，针下空虚后提针，针退至皮下，平行皮肤，对皮下筋膜松解至松弛。压迫止血数分钟，创可贴或无菌敷料覆盖针眼。

注意：此处有前臂伸肌腱弓、桡神经背侧皮支及伸肌腱，针刺时需谨慎，探索式进针，防止损伤血管、神经及肌腱。

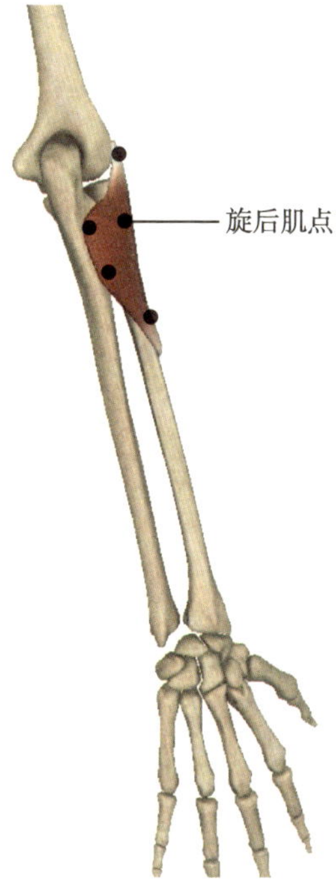

图 2-3-6-5　旋后肌小针刀筋膜松解定点

第七节　下肢筋膜松解术

1. 缝匠肌小针刀筋膜松解

定点：①髂前上棘点；②股骨内髁鹅足腱点；③胫骨内侧上段附着点；④第 1、2 点连线区间敏感点。（见图 2-3-7-1）

适应证：缝匠肌循行区域疼痛。

操作：仰卧，患肢伸直外旋，定点，消毒，局部浸润麻醉，垂直进针，突破筋膜有落空感，针下空虚后拔针，压迫止血数分钟，创可贴或无菌敷料覆盖针眼。

注意：缝匠肌细长，附着在髂前上棘与鹅足腱之间的大腿浅层，在大腿前侧定点时，需要触摸浅层条索样变的组织，针刺时在浅层提插即可，勿深入损伤股四头肌。

2. 股四头肌小针刀筋膜松解

定点：①髂前下棘点；②髌骨上缘（鹤顶穴）；③第 1、2 点连线之间寻找

敏感点数点；④股外侧肌点；⑤股内侧肌点。（见图 2-3-7-1）

适应证：股四头肌损伤、筋膜炎，股外侧皮神经炎等。

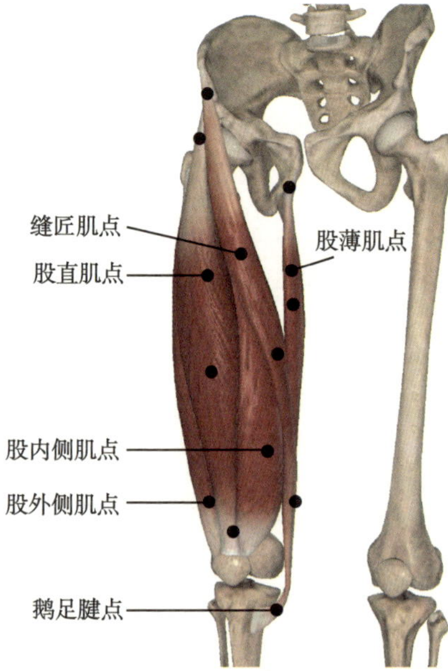

图 2-3-7-1 缝匠肌、股四头肌、股薄肌小针刀筋膜松解定点

操作：仰卧，患肢伸直，定点，消毒，局部浸润麻醉，垂直进针，突破筋膜有落空感，针下空虚后提针，针退至皮下，平行皮肤，对皮下筋膜松解至松弛。压迫止血数分钟，创可贴或无菌敷料覆盖针眼。

注意：股四头肌丰满，肌纤维发达，维持站立伸膝位，疼痛常因损伤或者筋膜间室压力增大，针刺时只需对筋膜松解和对筋膜间室减压，勿深入损伤肌纤维。

3. **股薄肌小针刀筋膜松解**

定点：①大腿最内侧肌绷紧之筋膜；②股骨内侧收肌结节；③胫骨内侧鹅足腱。（见图 2-3-7-1）

适应证：相应区域股薄肌筋膜炎、损伤等。

操作：仰卧，屈髋外展外旋，绷紧股薄肌筋膜，定点消毒，垂直进针，突破筋膜有落空感，对紧沿股薄肌往上绷紧之筋膜进行松解，针下空虚后拔针，压迫止血数分钟，创可贴或无菌敷料覆盖针眼。

注意：股薄肌位置浅表、细长，针刺时需定位精准。食指、中指固定后，针尖在食、中指间提插，勿过深，勿过度，防止损伤隐静脉和隐神经。

4. 耻骨肌小针刀筋膜松解

定点：耻骨上弓外下缘附着区之僵硬压痛区域。（见图 2-3-7-2）

适应证：大腿内侧疼痛，耻骨肌附着区筋膜疼痛。

操作：仰卧，屈髋外展外旋，绷紧耻骨肌筋膜，紧沿耻骨上弓下缘附着区定点后，消毒，局部浸润麻醉，垂直进针，突破筋膜有落空感，针下空虚后拔针，压迫止血数分钟，创可贴或无菌敷料覆盖针眼。

注意：耻骨肌薄弱，针刺宜浅，突破筋膜有落空感即止。提插勿过度，防止损伤耻骨部、髋部神经和血管。

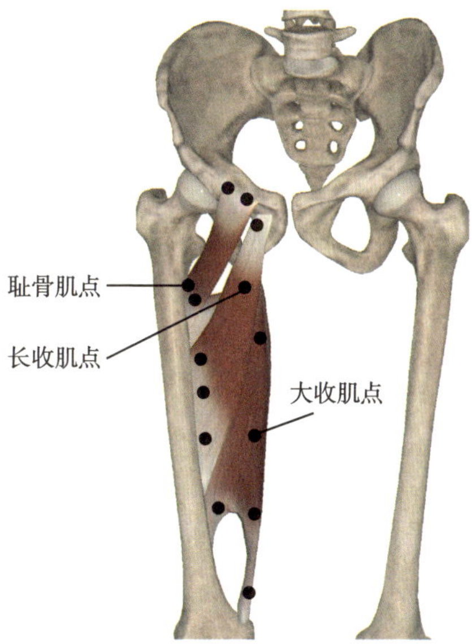

图 2-3-7-2 耻骨肌、长收肌、大收肌小针刀筋膜松解定点

5. 长收肌小针刀筋膜松解

定点：①耻骨联合旁下缘；②股骨中段内侧，股四头肌与大收肌之间，粗线附着点；③长收肌起止点之间筋膜束。（见图 2-3-7-2）

适应证：大腿内侧相应区域疼痛、髋关节病等。

操作：仰卧，屈髋外展外旋，绷紧长收肌筋膜，紧沿耻骨联合旁下缘，粗线附着区、肌束定点后，消毒，局部浸润麻醉，垂直进针，突破筋膜有落空感，针下空虚后拔针，压迫止血数分钟，创可贴或无菌敷料覆盖针眼。

注意：耻骨附着区域位置浅表，神经、血管较丰富，探索式进针，尽量避免损伤血管神经；股骨粗线附着区进针缓慢，防止损伤股动静脉及隐静脉。

6. 大收肌小针刀筋膜松解

定点：①耻骨下支附着点；②坐骨下支附着点；③股骨内侧粗线附着区；④股骨内髁上缘。（见图 2-3-7-2）

适应证：大腿内侧疼痛，大收肌损伤、筋膜炎等。

操作：仰卧，屈髋外展外旋，绷紧大收肌筋膜，紧沿耻骨下支、粗线、股骨内髁附着区肌束寻找阳性点。消毒，局部浸润麻醉，垂直进针，突破筋膜有落空感，针下空虚后拔针，压迫止血数分钟，创可贴或无菌敷料覆盖针眼。

注意：大收肌位于大腿根部内侧后缘，用钝针探索式进针，避免损伤血管神经。股骨粗线附着点缓慢进针，宜用钝针，防止损伤股动静脉及隐静脉。

7. 半腱肌小针刀筋膜松解

定点：①坐骨结节下内缘；②股骨内髁鹅足腱；③起止点之间半腱肌束阳性点。（见图 2-3-7-3）

适应证：大腿后侧及下段内侧鹅足腱区域疼痛，腘绳肌炎等。

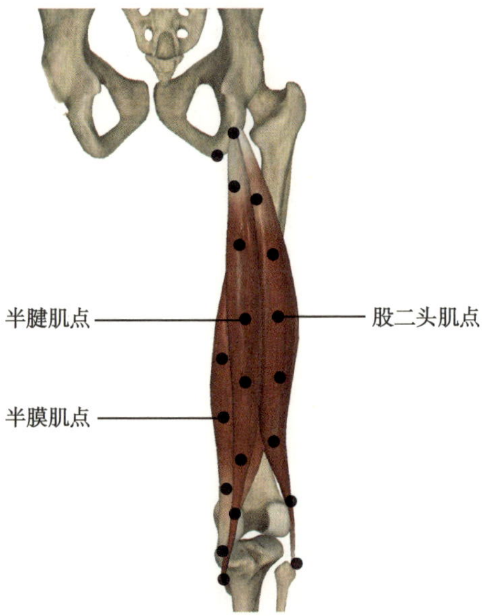

图 2-3-7-3 半腱肌、半膜肌、股二头肌小针刀筋膜松解定点

操作：俯卧，患侧下肢外展外旋，绷紧半腱肌筋膜，在该肌起止点及紧沿该肌束绷紧之筋膜，垂直进针，突破筋膜有落空感，针下空虚后拔针，压迫止血数分钟，创可贴或无菌敷料覆盖针眼。

注意：半腱肌起自坐骨结节，止于股骨内髁鹅足腱，循行长，大腿后部斜行于浅表，松解时只需突破筋膜鞘，勿深入损伤肌束。

8. 半膜肌小针刀筋膜松解

定点：①坐骨结节下缘；②腘窝内侧，半腱肌后缘；③起止点之间半膜肌束阳性点。

适应证：大腿后疼痛，腘绳肌筋膜炎、损伤等。（见图 2-3-7-3）

操作：俯卧，患侧下肢外展外旋，抗阻屈膝 90°，绷紧半膜肌筋膜，在该肌起止点及紧沿该肌束绷紧之筋膜，消毒，垂直进针，突破筋膜有落空感，针下空虚后拔针，压迫止血数分钟，创可贴或无菌敷料覆盖针眼。

注意：半膜肌止点位于半腱肌外侧，屈膝抗阻下该肌收缩隆起，针刺时只需刺破筋膜即可对筋膜间室减压，勿深入损伤肌纤维。

9. 股二头肌小针刀筋膜松解

定点：①坐骨结节外下缘（长头）；②大腿后侧中段稍内侧（短头）；③腓骨小头后缘附着点；④起止点之间肌束阳性点。（见图 2-3-7-3）

适应证：股二头肌损伤、腱病、筋膜炎等。

操作：俯卧，患侧抗阻屈膝 90°，绷紧股二头肌筋膜，在该肌起止点及紧沿该肌束绷紧之筋膜，消毒，垂直进针，突破筋膜有落空感，针下空虚后拔针，压迫止血数分钟，创可贴或无菌敷料覆盖针眼。

注意：股二头肌长头起于坐骨结节，斜行并止于腓骨小头外侧，针刺时只需刺破筋膜，即只对筋膜间室减压，勿深入损伤肌纤维。

10. 鹅足腱小针刀筋膜松解

定点：半腱肌、缝匠肌、股薄肌于胫骨内髁会合附着区域。（见图 2-3-7-1）

适应证：膝内侧鹅足腱炎、腱病、鹅足滑囊炎等。

操作：侧卧，患侧在下，略屈膝，健侧下肢伸直，在患侧股骨内侧髁，鹅足腱区域肿胀、僵硬、压痛点标记，消毒局麻后，垂直进针，突破筋膜有落空感，针下空虚后拔针，压迫止血数分钟，创可贴或无菌敷料覆盖针眼。

注意：此区域有隐静脉和隐神经经过，针刺时勿过深，防止损伤神经，术后需观察是否损伤隐静脉导致血肿，如损伤血管，需加压包扎止血。

11. **髂胫束小针刀筋膜松解**

定点：①股骨大转子上约 10cm 区域；②股骨大转子区域；③股骨大转子下约 10cm 区域；④股骨外髁上 10cm 区域；⑤胫骨附着点。（见图 2-3-7-4）

适应证：大腿外侧疼痛，髂胫束挛缩、腱病、筋膜炎等。

操作：侧卧，患侧在上、伸直髋膝，健侧在下并屈髋屈膝，寻找区域内肿胀僵硬压痛点标记，消毒局麻后，垂直进针，突破筋膜有落空感，针下空虚后拔针，压迫止血数分钟，创可贴或无菌敷料覆盖针眼。

注意：髂胫束位于大腿外侧，其组织浅表，张力大，紧连股骨上下端，易受应力劳损及外伤，针刺以松解减轻张力为主，防止过深损伤股骨。术后需注意压迫止血，防止出现血肿导致剧烈疼痛。

12. **膝内侧副韧带小针刀筋膜松解**

定点：①股骨内髁附着点；②内侧胫骨附着点；③内侧副韧带束。（见图 2-3-7-5）

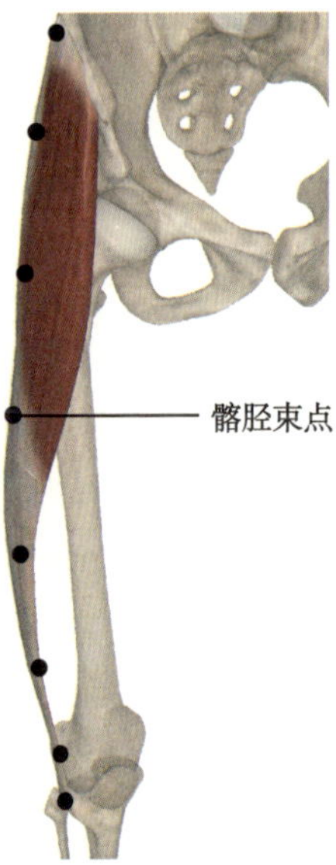

图 2-3-7-4　髂胫束小针刀筋膜松解定点

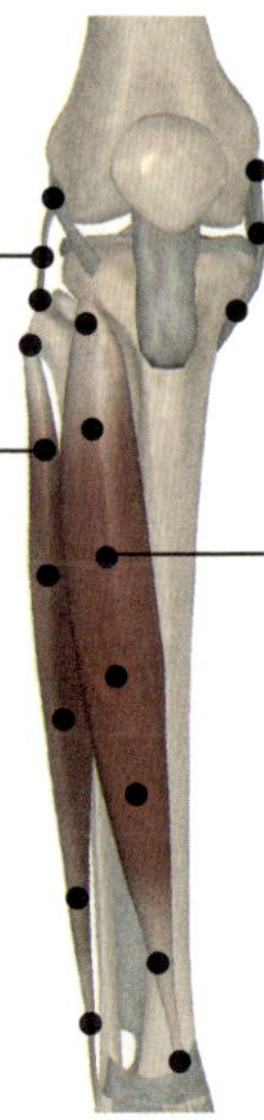

图 2-3-7-5　膝内侧副韧带、膝外侧副韧带、腓骨肌筋膜间室、胫骨前肌筋膜间室小针刀筋膜松解定点示意图

适应证：膝内侧副韧带损伤，内侧半月板损伤，膝骨关节病，膝内侧筋膜间室高压等。

操作：仰卧，患侧屈膝至 60°并胫骨外旋，分开内侧股胫间隙，绷紧内侧副韧带，消毒，在该韧带起止点、韧带浅层筋膜及两旁进针，松解至针下空虚后拔针，压迫止血数分钟，创可贴或无菌敷料覆盖针眼。

注意：内侧副韧带细小致密，针刀对起止点进行减压治疗，对韧带浅层筋膜及前后进行松解，针刀勿深入韧带，防止损伤。

13. 膝外侧副韧带小针刀筋膜松解

定点：①股骨外髁附着点；②腓骨小头附着点；③外侧副韧带束。（见图 2-3-7-5）

适应证：膝外侧副韧带损伤、外侧半月板损伤，膝外侧筋膜间室高压等。

操作：仰卧，健侧屈膝屈髋，足掌放床面，患侧屈膝至 90°，小腿下端放健侧膝盖上，分开外侧股胫间隙，绷紧外侧副韧带，消毒，在该韧带起止点、韧带浅层筋膜及两旁进针，松解至针下空虚后拔针，压迫止血数分钟，创可贴或无菌敷料覆盖针眼。

注意：外侧副韧带细小致密，针刀对起止点进行减压治疗时仅对韧带浅层筋膜及前后进行松解即可，针刀勿深入韧带，防止损伤。

14. 腓骨肌筋膜间室小针刀筋膜松解

定点：①腓骨小头下缘；②外踝上 10cm 区域；③前两点之间的腓骨肌筋膜束。（见图 2-3-7-5）

适应证：小腿外侧腓骨肌筋膜损伤、腓骨肌筋膜间室综合征等。

操作：侧卧，患侧在上伸直髋膝，健侧在下并屈髋屈膝，小腿外侧腓骨肌区域内寻找阳性点，消毒局麻后，垂直进针，突破筋膜有落空感，针下空虚后拔针，压迫止血数分钟，创可贴或无菌敷料覆盖针眼。

注意：腓骨肌包括腓骨长、短肌，肌束细长浅表，针刺时需探索、缓慢进针，突破筋膜后不宜再进针，防止肌纤维损伤，腓骨小头下有腓总神经，局麻药勿多，防止损伤。

15. 胫骨前肌筋膜间室小针刀筋膜松解

定点：①胫骨上端胫骨前肌起点；②外膝眼下 10cm 左右筋膜高张力点（足三里）；③胫骨前肌上三分之二筋膜高张力、僵硬、压痛、条索样变区域。（见图 2-3-7-5）

适应证：小腿前侧肌筋膜炎、损伤，胫骨前肌筋膜间室综合征，小腿乏力、萎软等。

操作：仰卧，患侧伸膝，定点后消毒，局部浸润麻醉，垂直进针，突破筋膜有落空感后，提针调向再刺 2~3 针，至针下空虚止，随后针退至皮下，平行皮肤，对皮下筋膜松解至松弛。压迫止血数分钟，创可贴或无菌敷料覆盖针眼。

注意：胫骨前肌是维持人站立及行走的重要肌肉，负荷大，易损伤或劳损，致肌纤维炎症肥厚，筋膜挛缩，筋膜间室压力增大，局部代谢降低，循环差，以上病理改变又进一步导致其退变萎缩。治疗时只对其浅层筋膜减张减压，勿深入损伤肌纤维。

16. 趾长伸肌小针刀筋膜松解

定点：①踝前横纹中，胫骨前肌腱外侧（中封穴）；②踝前横纹中，蹈伸肌腱与趾长伸肌腱之间；③胫骨前肌与腓骨之间筋膜束。（见图 2-3-7-6）

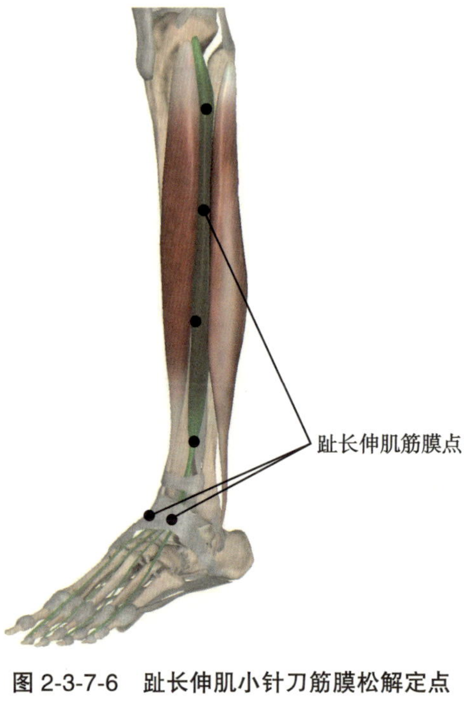

图 2-3-7-6　趾长伸肌小针刀筋膜松解定点

适应证：胫前、踝前、足背趾长伸肌腱炎，腱鞘炎等。

操作：仰卧，患侧下肢伸直，定点消毒，踝背伸抗阻，趾长伸肌腱绷紧隆起，针从趾长伸肌腱之间筋膜进针突破，反复数次至针下空虚止。压迫止血数分钟，创可贴或无菌敷料覆盖针眼。

注意：足背趾长伸肌筋膜位置浅表，肌腱、血管、神经密集，针刺时宜缓慢、探索式进针，术后注意压迫止血，防止神经血管损伤。

17. 踝三角韧带小针刀筋膜松解

定点：①内踝下缘；②舟骨止点；③距骨止点；④跟骨止点；⑤胫舟、胫距、胫跟韧带束。（见图 2-3-7-7）

适应证：内踝三角韧带损伤、劳损，踝关节病等。

操作：仰卧，患侧下肢伸直，定点消毒，标记点进针，松解至针下空虚后拔针，压迫止血数分钟，创可贴或无菌敷料覆盖针眼。

注意：踝三角韧带细小致密，针刺时勿损伤韧带及骨膜，针刺突破浅层即止。可以术手指尖作为支点，控制深浅及针向。

18. 踝管小针刀筋膜松解

定点：①内踝下后缘支持带起点；②跟骨后缘内侧支持带止点。（见图 2-3-7-8）

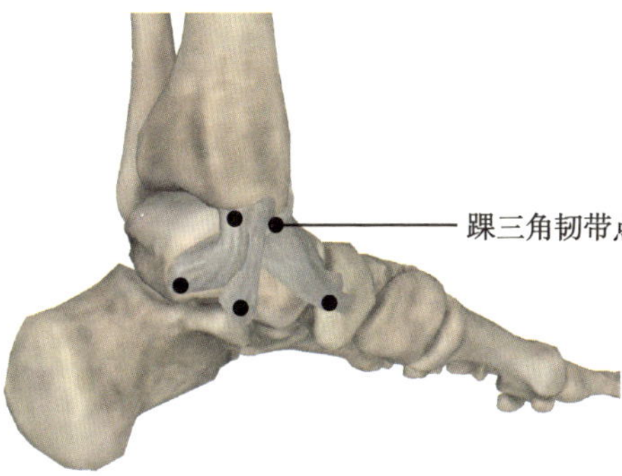

图 2-3-7-7　踝三角韧带小针刀筋膜松解定点

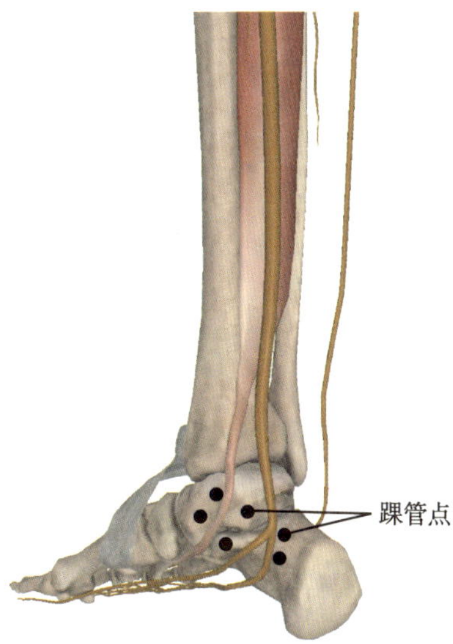

图 2-3-7-8　踝管小针刀筋膜松解定点

适应证：踝管综合征、内踝疼痛、踝关节病等。

操作：侧卧，患侧在下，内踝后支持带区域内寻找阳性点，消毒局麻后，垂直进针，突破筋膜有落空感，针下空虚后拔针，压迫止血数分钟，创可贴或无菌敷料覆盖针眼。

注意：踝管在内踝后，是由跟骨及屈肌支持带合围形成的细小腔隙，内侧从前向后分别有胫骨后肌、趾长屈肌、胫后血管神经束、𧿹长屈肌，松解踝管以支持带起止点为主，防止损伤管内组织。可采用双刃针平面划拨术，对踝内侧支持带松解疗效更好。

19. 距腓前韧带、跗骨窦点

定点：①踝前跗骨窦，腓骨前下缘；②踝前跗骨窦，距骨后上缘；③距腓前韧带内外侧筋膜。（见图 2-3-7-9）

适应证：距腓前韧带陈旧伤、跗骨窦综合征、踝关节病、踝滑膜炎等。

操作：仰卧，患侧下肢伸直，足跖屈，定点消毒，从距腓前韧带起止点及两旁、跗骨窦区域进针，突破跗骨窦筋膜有落空感后提针，调向再刺，至针下空虚止。压迫止血数分钟，创可贴或无菌敷料覆盖针眼。

注意：跗骨窦除有距腓前韧带外，还有丰富的血管及滑囊、脂肪组织。勿对距腓前韧带进行针刺，可以对跗骨窦内致密筋膜、滑囊减压，对踝关节粘连也可以起到松解作用。

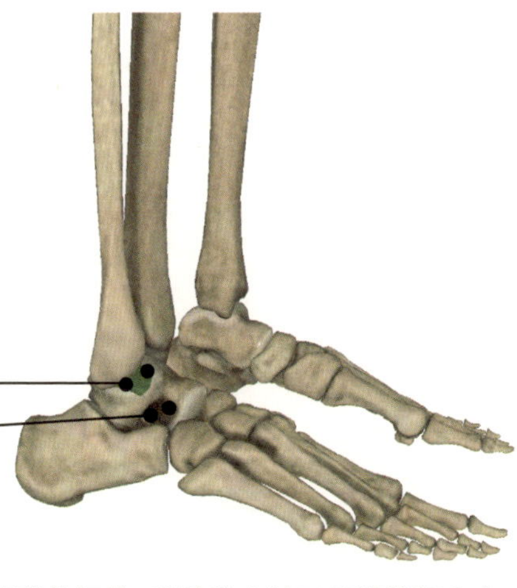

图 2-3-7-9　距腓前韧带、跗骨窦小针刀筋膜松解定点

20. 跖筋膜小针刀筋膜松解

定点：①跟骨底正中（跖筋膜、跟下滑囊、脂肪垫）；②跟骨底内前缘（跖筋膜、𧿹展肌）；③跟骨底正前缘（跖筋膜、足底长韧带）。（见图 2-2-4-5）

适应证：跖筋膜炎、足底滑囊炎、足底慢性劳损疼痛、跟骨陈旧伤等。

操作：俯卧位，膝屈曲 90°，定点后消毒，押手下压足前掌，绷紧足底跖筋膜，局部浸润麻醉或注射少量含局麻药和糖皮质激素的混合药液，垂直进针，探索至骨面，调向提插数次，至针下空虚止。压迫止血数分钟，创可贴或无菌敷料覆盖针眼。

注意：足底筋膜致密，长期负重过程中易疲劳，跖筋膜与跟骨底之间滑囊产生劳损、炎症，治疗时可注射少量糖皮质激素以增强疗效。足底角质层厚，针后修复较慢，易致厌氧菌感染，针后忌水须延长至5日及以上，防止感染。可采用双刃针平面划拨术，进针后，顺针刃方向摇动针尾，可对深层组织平面松解。

第四章 关节穿刺术

第一节 概 述

关节穿刺术是一种诊断治疗技术，通过对关节进行注药、抽取积液、积血、积气等操作，达到注射药物、诊断性治疗、获取标本的目的。

1. 适应证

（1）判断关节积液性质。

（2）关节腔内注药或注射润滑剂。

（3）抽取关节积液以减轻关节疼痛和肿胀。

（4）其他需要了解关节内部情况的情形。

2. 禁忌证

（1）关节周围感染。

（2）严重的凝血功能障碍。

（3）关节畸形或严重骨质破坏。

（4）心、肺、肾功能不全或其他严重的全身性疾病。

3. 操作

（1）准备：合适体位，合适的穿刺点，常规消毒铺巾，准备穿刺针、注射器、试管等器械。

（2）麻醉：根据需要，可在穿刺点周围进行局部麻醉。

（3）穿刺：用穿刺针垂直或斜行刺入关节，当感到阻力突然消失时，表示已进入关节腔。

（4）注药或抽液：根据需要，可向关节腔内注入药物或润滑剂；或抽取过多的关节液。

（5）结束：拔出穿刺针，再次消毒，覆盖无菌敷料。

4. **注意**

（1）操作过程中应严格遵守无菌操作原则，以防感染。

（2）穿刺过程中，如患者感到明显疼痛或不适，应立即停止操作。

（3）必要时送检抽取的关节液，以便得到准确的诊断结果。

（4）操作后应密切观察患者病情变化，如有异常及时处理。

5. **并发症及处理**

（1）感染：穿刺后应保持穿刺点干燥、清洁，如有红肿、疼痛等感染迹象，应及时就医。

（2）出血：穿刺过程中或穿刺后可能出血，可加压包扎止血。

（3）神经损伤：穿刺过程中应避免损伤周围神经，如有神经损伤症状，应及时处理。

（4）在操作过程中，医生应严格遵守操作规程，确保患者安全。

第二节　临床应用

1. **髋关节穿刺术**

定点：①股骨大转子尖端；②髋关节前路进针点；③髋关节后路进针点。（见图 2-4-2-1）

适应证：髋关节骨性关节炎、髋关节积液等。

禁忌证：髋关节肿瘤、结核、感染，严重关节畸形，严重高血压、冠心病、糖尿病、凝血异常、免疫性疾病等。

操作：皮肤常规消毒，用 9 号长 10cm 穿刺针刺入。①股骨大转子尖端：侧卧，从大转子尖上缘骨面向上方髋臼进入，至髋臼关节囊外，再继续进针穿过关节囊进入关节腔，回抽积液，或回抽无回血、积液后，可注射适量药液。②髋关节前路进针点：患者仰卧位，选腹股沟韧带下 2cm 与股动脉外侧 2cm 的交点处为进针点。皮肤常规消毒，用 9 号针头垂直进针，达骨面后，稍退针，此时针尖在关节腔内，回抽积液，或回抽无回血及积液后，可注射少量药液。③髋关节后路进针点：患者俯卧位或侧卧位，患侧在上，选大粗隆中点与髂后下棘连线的中、外 1/3 交界处为进针点，用 9 号针头垂直或稍向上刺入，至骨面稍退针，此时针尖在关节腔内，回抽积液，或回抽无回血及积液后，注射适量药液。

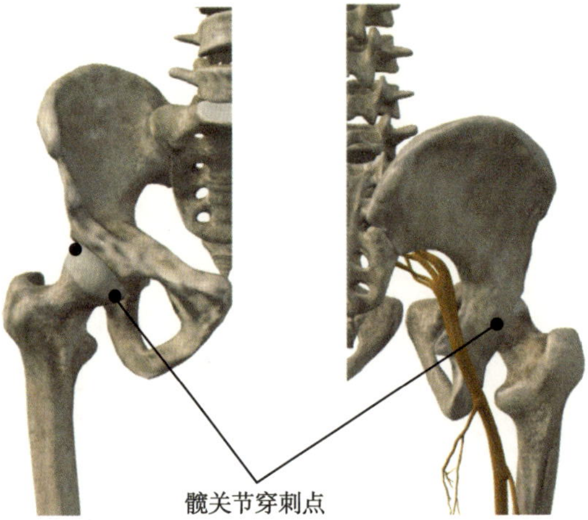

图 2-4-2-1　髋关节穿刺点

注意：髋关节位置较深，周围肌肉、神经血管较多，如后侧的坐骨神经，前侧的股动静脉、股神经，穿刺时需避开。

2. **膝关节穿刺术**

定点：①髌骨内外侧点；②髌骨外上缘点；③股胫关节内外侧点。（见图 2-4-2-2）

适应证：膝关节骨性关节炎、膝关节积液等。

禁忌证：膝关节肿瘤、结核、感染，严重关节畸形，严重高血压、冠心病、糖尿病、凝血异常、免疫性疾病等。

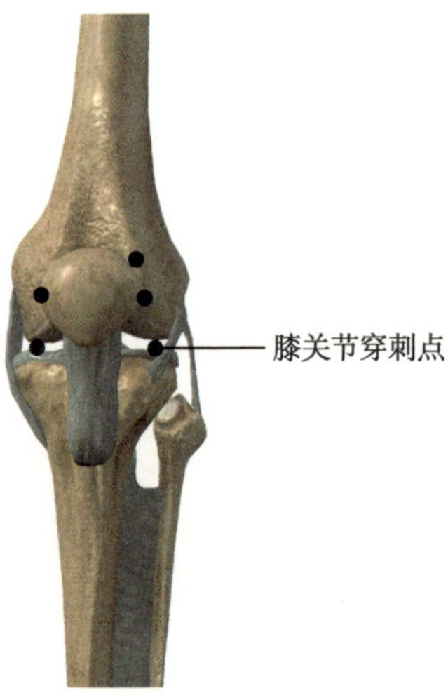

图 2-4-2-2　膝关节穿刺点

操作：①膝眼穿刺法，患者仰卧，屈膝 45°，确定髌骨下外、内侧缘凹陷处。皮肤常规消毒，局部浸润麻醉，用 3cm 长、7 号短针，于凹陷处刺入 2~2.5cm，有落空感后回抽积液，或回抽无回血及积液后，注射适量药液。②髌上囊穿刺法，患者仰卧，膝关节伸直，以髌骨上缘的水平线与髌骨外缘（或内缘）的垂线的交点为进针点。皮肤常规消毒，用 7 号针头，自穿刺点向内下方（或外下方）刺入髌股关节腔，回抽积液，或回抽无回血及积液后，注射少量药液。

注意：膝关节位置浅表，周围穿刺时勿过度

深入，以免损伤关节囊及软骨。注意无菌操作，防止感染。

3. 踝关节穿刺术

定点：①跗骨窦点（丘墟）；②内踝下缘点（照海）；③商丘穴穿刺点。（见图 2-4-2-3）

适应证：踝关节骨性关节炎、踝关节积液等。

禁忌证：踝关节肿瘤、结核、感染，严重韧带撕裂、关节畸形，严重高血压、冠心病、糖尿病、凝血异常、免疫性疾病等。

操作：①踝关节前外侧进针法（丘墟），患者正坐、侧卧或仰卧，以足外踝的前下方凹陷中为进针点，皮肤常规消毒，用 7 号针头向内下依次刺入皮肤、浅筋膜，穿过十字韧带经外踝前方进入跗骨窦，刺入踝关节囊，回抽无血及积液后，可注射适量药物。②内踝下缘（照海），患者仰卧或正坐，内踝尖下方进针穿刺，余同上。

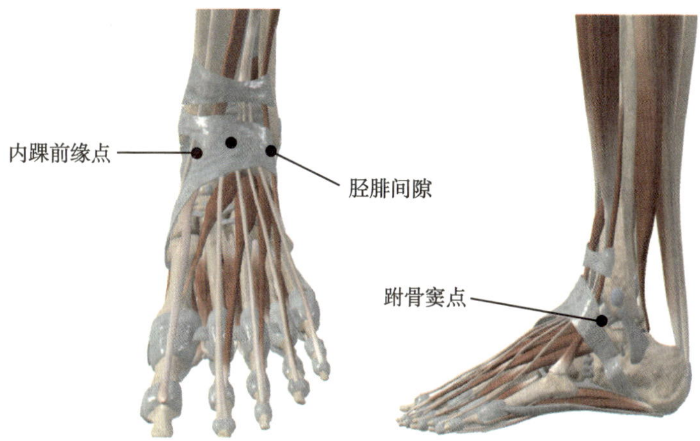

图 2-4-2-3　踝关节穿刺点

4. 肩关节穿刺术

定点：①肩前点；②肩峰下（肩髃）；③肩后点（臑俞）。（见图 2-4-2-4）

适应证：肩关节骨性关节炎、肩关节积液等。

禁忌证：肩关节肿瘤、结核、感染，严重肩袖撕裂、关节畸形，严重高血压、冠心病、糖尿病、凝血异常、免疫性疾病等。

操作：①肩前点穿刺法，上肢轻度外展外旋，肘关节屈曲位，用 7 号针头，自肱骨小结节与肩胛喙突连线的中点垂直进针，至针尖进入关节腔内，回抽积液，或回抽无回血及积液后，注射少量药液。②肩峰下（肩髃）穿刺法，于肩峰与肱骨大结节之间定点后，令患者上肢自然下垂，皮肤常规消毒，用7号针头，与肩外侧皮肤呈约60°夹角，依次刺入皮肤、皮下组织、三角肌、三角肌下滑囊、冈上肌，穿过关节囊，进入关节腔，抽吸无积液即可注射适量药物。③肩后点（臑俞）穿刺法，患者取端坐位，上臂内收，腋后纹头直上、肩胛冈肩峰下缘，用手按压有凹陷处进针。皮肤常规消毒，用7号针头直刺，针头向前依次刺入皮肤、皮下组织、冈下肌、关节囊、关节腔，针头前方布有肩胛上神经、动脉，继续进针可进入肩关节腔，回抽无血无液后，可注射适量药物。

注意：肩周有肩袖包绕，肩前有臂丛神经、肱动脉、旋肱前动脉等，肩后有腋神经、旋肱后动脉等。注意穿刺技巧，进入皮下后探索式进针，边进针边回抽，防止误入血管。

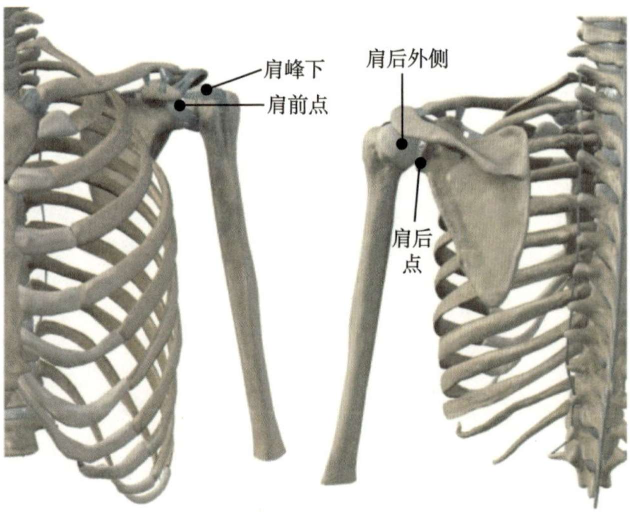

图 2-4-2-4 肩关节穿刺点

5. **肘关节穿刺术**

定点：①肘关节前点；②肱尺关节点；③肱桡关节点。（见图 2-4-2-5）

适应证：肘关节骨性关节炎、肘关节积液等。

禁忌证：肘关节肿瘤、结核、感染，严重关节畸形、韧带撕裂，严重高血压、冠心病、糖尿病、凝血异常、免疫性疾病等。

操作：①肘关节前点，伸肘，肘前正中，肱二头肌腱外侧进针，直达关节腔，抽吸和注射。②肱尺关节点，屈肘旋前，从肘外侧，尺骨鹰嘴和肱骨外髁之间进针抽吸注射。③肱桡关节点，前臂屈曲至60°旋前，打开肱桡关节，从关节间隙进针抽吸注射。

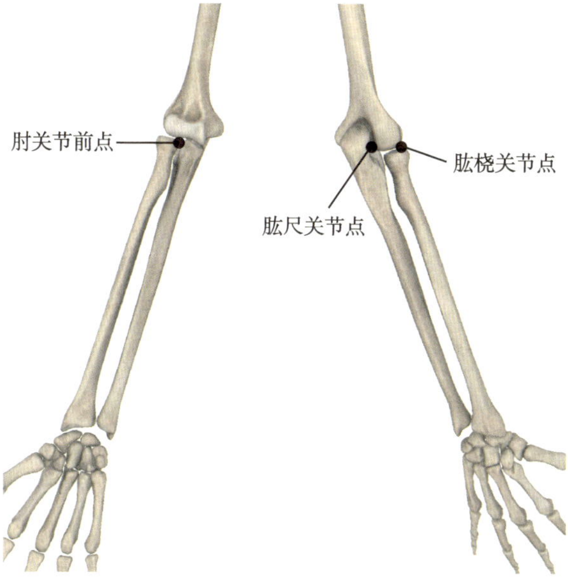

图 2-4-2-5　肘关节穿刺点

6. **腕关节穿刺术**

定点：①鼻烟窝点（阳溪穴）；②腕背侧正中点（阳池穴）；③腕尺间隙点（阳谷穴）。（见图 2-4-2-6）

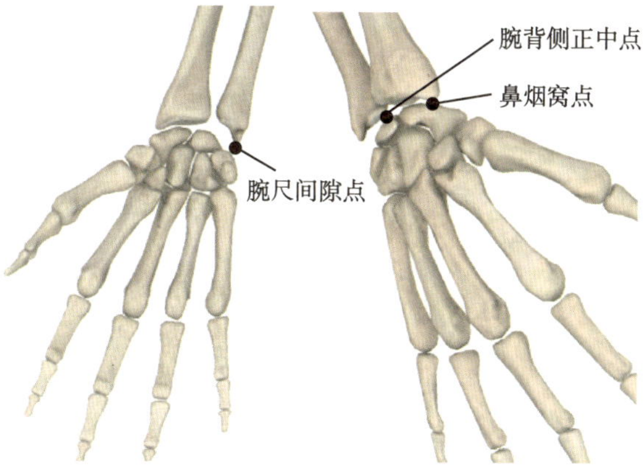

图 2-4-2-6　腕关节穿刺点

适应证：腕关节骨性关节炎、腕关节积液等。

禁忌证：腕关节肿瘤、结核、感染，严重腕关节损伤、关节畸形，严重高血压、冠心病、糖尿病、凝血异常、免疫性疾病等。

操作：①鼻烟窝点（阳溪穴），进针点位于桡腕关节平面的第1、2伸肌腱鞘之间，紧靠拇长伸肌腱跨越桡侧腕长伸肌腱交叉处，皮肤常规消毒，用7号针头垂直刺入，经皮肤、皮下组织，通过指总伸肌腱与小指伸肌腱之间，达关节骨缝中，针尖进入关节腔内。抽吸无积液后注入适量药液。②腕背侧正中点（阳池穴）：患者伸前臂俯掌，在腕背横纹水平线上，指总伸肌腱与小指伸肌腱之间，或以鼻烟窝为进针点。进针前先背伸手指，可摸到腕背横纹处指总伸肌腱的运动，在指总伸肌腱尺侧可摸到凹陷。皮肤常规消毒，用7号针头垂直穿刺过皮肤、皮下组织，通过指总伸肌腱与小指伸肌腱之间，达关节骨缝中，针尖进入关节腔内。抽吸无积液后注入适量药液。

注意：腕背侧伸肌腱及浅静脉密集浅表，穿刺时需避开，探索式进针，防止损伤肌腱、血管、关节软骨等。鼻烟窝处有桡神经背侧浅支，需防止穿刺损伤。

第五章 双刃针平面划拨术

第一节 概 述

一、概念

双刃针是唐流刚在古九针基础上，结合手术刀刀刃的特点，经 30 余年实践积累而发明的一款新型针具（实用新型专利号：ZL 2016 2 0340972.X；发明专利：ZL 2024 1 1330831.5），可模拟手术刀平面划拨切割操作，同时结合现代解剖病理及可视化技术，对组织分层松解。因针刃在侧面，在垂直进针的情况下，可行拖曳式、摇摆式平面划拨切割，由于具有可调深浅的装置，临床可结合超声可视化技术，针对目标层次组织行平面划拨操作。

本针具专为平面划拨松解设计，可在减少提插操作的基础上，增加平面病变组织的松解力度，减少非病变组织损伤，从而缩短术后恢复时间，具有简单、安全、效佳、费用低廉的特点。

二、理论基础

1. **中医学理论** 中医学认为，当风、寒、湿外邪侵入经络时，可能形成“筋结”“筋索”“横络”，阻碍气血的正常循行。

2. **西医学理论**

（1）当筋膜组织受到外部损伤、风湿免疫侵袭、劳损退化时，感受疼痛的游离神经末梢受到伤害性刺激，可反射性地引起相应肌肉的急剧或持续收缩，就是所说的“保护性肌痉挛”。

（2）致密的浅筋膜与深筋膜之间，形成一个封闭的间隙，各种感觉神经纤维的末梢分布在这个间隙里面，当压力加大时，分布在里面的神经纤维末梢也被动受到牵拉或挤压，产生各种疼痛及感觉异常。

（3）引起组织内压力增高的病理改变主要有炎性渗出、肌肉痉挛或筋膜挛缩等，这种压力引起肌肉发生缺血性痉挛之前，神经末梢已经受到了病理刺激，筋膜表面张力的增高和筋膜间室内压的增高，均可对分布于其表面或穿过其间的皮神经产生牵拉或压迫，引发临床症状。

（4）当肢体处于静力状态时，持续性肌肉收缩会导致肌肉紧缩，产生所谓的“紧张性肌炎”。此时，治疗的关键首先是减压，然后再改善局部微循环，提供组织修复的必需物质并辅以组织功能训练。

三、双刃针设计原理

其结构包括：针柄、针身、针尖、深浅可调硅胶套。（见图 2-5-1-1）

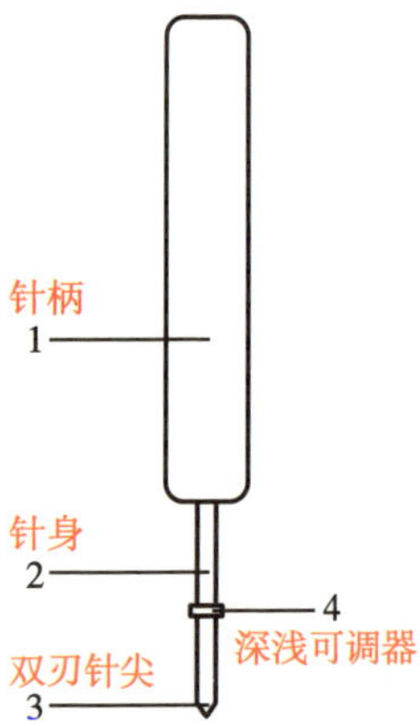

图 2-5-1-1　双刃针结构示意图

（1）针柄上有朝向针刃的圆点，可指导针刃方向。针柄类似笔身设计，柄身布有横纹，便于把握，其下部连接有针身。

（2）针身为直径 1mm，长 3cm 的金属圆针。

（3）针刃为两侧开刃且与针身圆点垂直，可便于辨识针刃方向。针刃与针身呈 30° 角。

（4）硅胶套为针身上控制进针深度的活动装置。

针尖两侧为双刃设计，治疗时顺针刃方向摇动针身，可使针刃对病变组织进行切割，深度控制装置套在针身上，在治疗前可以根据所需深浅上下移动其位置，以限定针身插入体内的深度，避免针身进入太深或划伤肌腱。

四、双刃针优势

普通的针刀为末端平刃或凹刃，松解范围为刃口宽度，不管平行或垂直，施术时均为提插切割，由于反复提插及惯性，进针深度较不可控，易损伤非病变组织。该针的针尖处采用双刃设计，治疗时针刃顺病变肌腱筋膜方向划动，可使针刃在相对平面划拨、切割病变组织，相比现有技术中的针尖、单侧开刃针刀或勾针刀等，对组织损伤更小，对病变组织松解更彻底，同时可以减少治疗过程中的针刀提插次数，从而降低软组织损伤风险。用于治疗筋膜炎、腱鞘炎、骨关节病等。治疗时能快速切割开挛缩筋膜、狭窄滑车韧带、粘连的关节囊等。如治疗腱鞘炎，在鞘内麻醉的基础上，进行平面划拨松解，避免反复提插损伤肌腱，能很好地规避目前频发的小针刀致组织蜂窝状损伤，以及肌腱、血管、神经损伤和断裂的事故（见图 2-5-1-2）。

依托手术刀的切割原理，且具有微创的特点，对部分需要外科手术治疗的疾病，双刃针可以替代治疗。如对儿童先天性狭窄性腱鞘炎、腕管综合征、踝管综合征、跟痛症、骨关节病、胸廓出口综合征、筋膜挛缩疾病等，或可有立竿见影的疗效。本针具发明以来，已有众多国内外患者慕名来诊，累计数万病例，其疗效得到了广泛验证。临床实践证明，双刃针操作方便、疗效确切，为筋伤及慢性疼痛疾病治疗提供了新的方式，值得同仁推广和继续挖掘发展。

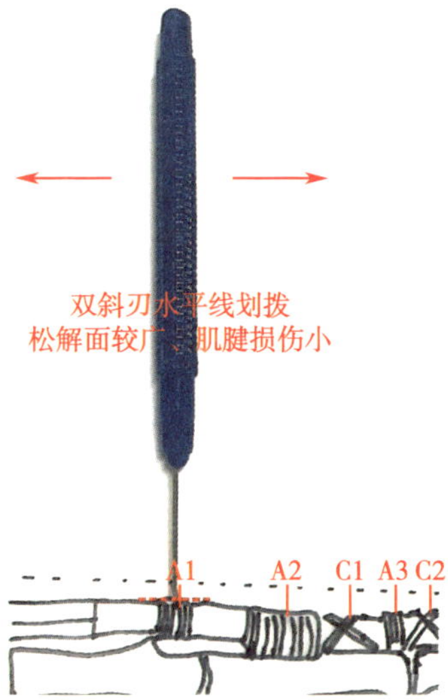

图 2-5-1-2　双刃针平面划拨示意图

第二节　临床应用

一、适应证和禁忌证

1. 适应证

（1）软组织病：慢性、陈旧性软组织损伤，肌筋膜炎，肌肉劳损，滑囊炎，滑膜炎等。

（2）风湿病：风湿性关节炎、类风湿关节炎、强直性脊柱炎僵硬期等。

（3）腱鞘炎：狭窄性腱鞘炎等。

（4）神经卡压性疾病：如腕管综合征，踝管综合征，周围神经卡压综合征，骨 - 纤维管卡压综合征。

（5）退行性骨关节病：如肩周炎，髋膝踝关节病，颈椎病，腰椎间盘突出，脊柱关节病等。

（6）内科疾病：如自主神经功能紊乱病症（取相应反应点），或用于经穴刺激等。

（7）脊柱相关疾病及其他。

2. **禁忌证**

（1）全身发热或感染。

（2）严重的高血压、冠心病、糖尿病、骨质疏松、局部肿瘤、重度贫血、免疫缺陷、传染病等。

（3）施术部位有红肿热或深部脓肿坏死者。

（4）血友病、血小板减少症及其他凝血功能不全者。

（5）施术部位有重要神经、动脉、静脉或主要脏器无法避开者。

（6）诊断不清、病位不明者。

（7）精神病患者或精神过度紧张无法配合者。

（8）高龄或体质状况极差者，空腹患者。

（9）其他不适宜操作的情况。

二、操作技术

1. **基本操作**

（1）筋膜疼痛：标记筋膜挛缩点、压痛点、触发点，调节深浅控制器，针刃顺肌束进针，达针有沉涩阻滞感区域后调节控制器抵住皮肤，摇动针尾，使针刃切割松解目标组织，至针下阻力消失为止。或利用皮肤延展性，反复拉动皮肤带动针刃在平面上划拨松解。

（2）狭窄性腱鞘炎：可先行超声定位，鞘内麻醉，液体充斥分离鞘管，针刃顺腱鞘方向进入皮内后，以进针点为支点，手持针柄，将针尖顺肌腱浅层行平面划拨，逐渐深入，切割松解挛缩腱鞘、A1 滑车。或嘱患者屈伸指关节同时，针刃逆向划拨，至针下有轻微“咔嚓”松解感及屈曲指远端呈松弛感后，手指屈伸功能正常、无异响则为操作成功。

（3）骨关节病：标记挛缩、隆起关节囊或压痛点，进针后调节深浅控制器，针刃顺肌束进针后垂直挛缩关节囊摇摆切割，或利用皮肤延展性，反复拉动皮肤带动针刃在平面上划拨松解，至针下阻力消失为止。

（4）穴位松解刺激：治疗内科慢病，如哮喘、肠炎、胃病等内科疾病的经穴刺激。

2. **注意事项**

（1）操作者熟悉相应部位的解剖，并具有一定的操作经验。

（2）操作中针刃保持与肌腱方向一致，切割线只在肌腱浅层，切割深度不要过深（刀口有突破感即可，不要达骨面）。

（3）针过浅则划拨无效。屈伸时针尾反向摆动，若针在腱体，需退针操作，尽量只对肌腱做纵向切割而不伤及肌腱、血管、神经等结构。

（4）术后3天伤口不沾水，避免感染。

第三节 展 望

双刃针平面划拨术作为治疗筋膜病的一个新技术，是传统针刀提插切割术的补充，应用潜力巨大，希望更多的同仁参与到临床研究和实践验证中来。未来计划：

（1）通过设计大规模、随机对照的临床试验，系统评估双刃针在不同筋伤疾病中的治疗效果和安全性。

（2）在双刃针的基础上，探索更多的技术和工具创新。

（3）结合超声等可视化技术，使操作更加精准和安全。

（4）做好培训和推广，让更多基层医师学习掌握该技术，让更多病患受益，为国家和群众节约医疗费用。

第六章

伤科手法

郑氏伤科是由郑怀贤创立的中医骨伤派系，是我国武医结合学派的典型代表。20 世纪初期，郑怀贤融合了李洱庆、孙禄堂、魏金山、李芳宸等武术大家的武术技巧，也贯通了中国民间的正骨、推拿、按摩、针灸等传统方法，同时结合清末太医院骨科医术的精髓，逐步发展成郑氏伤科。

郑氏伤科学术体系包括郑氏正骨十二法（即摸、捏、按、提、拉、顶、端、送、搬、摇、旋、挂）、郑氏伤科按摩十三法（即抚摩、揉、捏、揉捏、搓、摩擦、摇晃、推压、按压、提弹、叩击、振动、抖动），还有独创的经穴按摩八法（即摩、推、按、拿、分、合、揉、掐）。此外，郑氏伤科还总结了 55 个经验穴位。

在治疗上，郑氏伤科重视功能，强调筋骨并重。认为骨是主干，节是枢纽，筋肉是动力，骨折脱位必治筋。同时，郑氏伤科也重视综合治疗，强调内外兼治、医患结合，强调治“心神”。在药物方面，郑氏伤科独创了如“一号新伤药”“舒活酒”“铁弹丸”“三七散”“抗骨质增生丸”“一号活络膏”“虎骨木瓜酒”等良方，为众多患者解除病痛，深受群众认可。

郑氏伤科涵盖骨伤、筋伤、运动创伤等病症的治疗，武医结合，体医结合，自成一派，并有完整的临床发展基地和人才培养体系，使学派得以充分传承和弘扬。本节主要学习郑氏伤科按摩十三法。郑氏伤科按摩十三法载于《伤科按摩术》（修订本）（郑怀贤编著，四川人民出版社，1980 年 11 月第 1 版）。

唐流刚在郑氏伤科理论基础上，为了规范教学和传承发展，结合少林伤科，整理出了一系列简单易学、方便实用的推拿正骨技术，如颈椎四步手法治疗颈椎病、腰椎（脊柱）五步手法治疗脊柱关节病、肩关节四步手法治疗肩周炎、骨盆整复手法治疗骨盆疼痛等，在临床发挥了重要作用。

第一节 郑氏伤科按摩十三法

1. **抚摩** 轻摩为抚，摩是抚之意，说明抚摩的刺激轻柔缓和而有节奏。《石室秘录》说“摩治……不可缓，不可急，不可重，不可轻……总以中和为主”。一般频率为每分钟120次左右。动作要领是掌指自然伸直，肩关节和腕部放松，肘关节微屈，带动前臂做缓和、协调、平稳的环旋摩动。抚摩有活血散瘀、消肿止痛、镇静解痉等作用，适用于全身各部位按摩的开始和结束手法。

2. **揉** 揉法分为掌揉和指腹揉两种。掌揉用全掌贴于皮肤上，大鱼际和掌根部着力，手腕放松，以腕关节带动前臂做柔和的环旋转动，力度以带动患处皮下组织为宜；指揉用拇指指腹或其余四指的掌面按在某一穴位或部位上做柔和的小幅度环旋转动。揉法可以移动，移动时手不能离开皮肤。《厘正按摩要术》说：“揉以和之。揉法以手宛转回环，宜轻宜缓，绕于其上也，是从摩法生出者。”不过揉与抚摩仍有不同之处：揉法着力较重，揉动时吸定一个部位，并带动该处的皮下组织；抚摩着力较轻，是在体表做环旋摩擦动作，不带动该处的皮下组织。在临床运用中，常抚摩兼揉，揉兼抚摩，灵活变化。揉法有活血化瘀、消肿止痛、缓解痉挛等作用。郑老说：“尤其是伤处淤血凝滞经久不散等，都可用此法。”显然，揉法不宜用于损伤早期的淤血肿胀，而是适用于血络损伤，出血已止之后，淤血凝滞、肿胀疼痛，以及全身各部位拘急等症。

3. **捏** 捏法以手呈钳形（即拇指自然内收与其余四指相对），在一定部位上用力做间断而有节奏的对合动作。其要领是五个手指一起发力，并保持一定的力量，对合动作中兼有一定的提起动作。如果治疗范围大于手，应当边捏边缓缓滑移，连续操作3~5遍。捏法的频率较慢，一般每分钟60次左右。捏法的刺激较强，捏后常继以揉、抚摩，以缓和刺激。本法有理顺经脉、疏通经络、强筋、提神等作用。常用于治疗颈项、四肢关节及周围肌肉酸软疼痛、功能障碍等症。

4. **揉捏** 为揉与捏的复合手法。操作时掌心和各手指紧贴于皮肤上，以拇指和掌根为着力点做揉的动作，其余四指协同做捏的动作，同时向前螺旋形推进，力量透达深层组织。推进到一定距离时，手掌不离开皮肤，迅速抽回，如此反复进行数遍。本法有舒筋活血、消淤散结的作用。常用于四肢和肩背部陈旧伤筋、劳损、风寒湿痹等。

5. **搓** 搓法是用两手掌相对，分别紧贴在肢体两侧皮肤上并夹住肢体，相对用力，做方向相反的来回交替快速搓动，或边搓边向肢体远端方向移动，如此来回数次，或往返数次。《厘正按摩要术》说："搓以转之，谓两手相合而交转以相搓也。或两指合搓，或两手合搓……是以摩法中生出者。"操作要领是术者肩关节放松，两手夹住患肢，用力均匀，频率快，动作连贯协调。搓法对术者的耐力要求高，如能持续搓2分钟以上，效果更好。本法有疏通经络、温阳活血、放松肌肉的作用，是一种辅助手法。多用于刺激较强的手法之后，或作为按摩的结束手法。

6. **摩擦** 郑老言"先摩，再擦"，如此使肌肉得到一定的放松后再擦效果会更好。因此，擦是基本动作，摩是辅助动作。擦时手掌紧贴皮肤，并适当用力下压，腕伸直不动，用前臂带动手做上下或左右直线往返摩擦。要领：动作迅速、灵活、连贯，不能有间歇停顿，否则不能使热量深透而影响疗效；摩擦动作必须直线往返，如果忽左忽右而不在一条直线上就不可能擦热；往返距离要适当拉长，太短容易擦破皮肤。不同部位应用摩擦，术者手的着力部位有所不同：面积较宽较平坦的部位，如肩背、腰部、胸腹，用全掌着力摩擦；四肢部用大鱼际及掌根着力摩擦；面积较小而欠平坦的部位，如腰骶部（命门、腰俞、腰阳关、八髎等），用小鱼际着力摩擦；头部用拇指桡侧面着力摩擦。本法有温经活血、祛风止痛的作用，腰骶部摩擦兼能温肾壮阳，头部摩擦可镇静醒脑、平肝潜阳等。常用于治疗腰背风湿，四肢及躯干损伤、筋脉拘急，风寒头痛，神经性头痛等。一般摩擦多在其他手法之后应用。

7. **摇晃** 摇晃属于被动活动手法。操作手法：除颈、腰、髋以外，一般是用一手握住关节近端肢体或关节，另一握住远端肢体或关节，做缓和有律的顺、逆时针方向的转动和屈伸运动。各部位摇晃手法：①颈部，一手扶托枕部，另一手扶托下颌部，颈中立位或微屈位，双手以相反方向协调用力轻缓地做左右摇转。②腰部有两种方式，一种患者坐位，用一手按住一侧腰部，另一手扶住对侧肩部，两手协调用力，使腰椎缓和地旋转；另一种患者侧卧，下面的下肢自然伸直，上面的下肢屈曲，用一手扶按患者肩前，另一手扶按其臀部，两手协调反向用力，使腰部缓和扭转。③膝关节，用一手按膝部，另一手握住踝关节上部或拖住跟部，膝关节始终保持屈曲成锐角状态，做顺时针或逆时针旋转。膝关节外侧伤应向内侧转动及屈伸，膝关节内侧伤应向外侧转动及屈伸。

动作要领：使患者关节放松，术者用力要稳，摇晃幅度由小渐大，动作缓和，顺其自然，不能粗暴，不可急于求成，更不能超过其生理活动范围。一般顺时针、逆时针转动或屈伸各 3~5 次。禁忌证：新伤、撕裂伤、关节撕脱骨折、关节脱位及患者精神紧张肌肉不能放松等。

郑老摇晃颈部配合扳法、端法：①扳法，摇晃至阻力位后，顺阻力方向寸劲发力扳动关节，可有咔嚓复位音，对侧同法（需手法熟练、收放自如）。②端法，摇晃至肌肉放松适应后，两手同时用力端起头部，然后将头左右前后扳动。郑老强调："患者如果头向前低垂，语音低微，面色苍白，则不能行扳、端法。"由此可推，腰部侧卧位摇晃也可以配合扳法，即当腰扭转到阻力位后，顺阻力方向寸劲发力扳动关节，此时常可听到"咔咔"声。本法具有舒筋活血、松解粘连、滑利关节等功效，骨正筋自柔。常用于治疗筋伤疾病，如颈、胸、腰、骨盆、髋部及四肢各关节错缝、粘连等症。

8. **推压** 推压是以手指或掌根紧贴于皮肤上，用一定的压力沿肌纤维平行方向或经络循行直线向前缓缓推进。不同部位，不同手形：①腰背部，用双手推压，手掌自然伸开，四指并拢，拇指外展，两拇指呈"八"字形，紧贴皮肤，不间断地缓缓向前推动，或做间断而有节奏的一推一压，缓缓向前滑动，推压至一定距离时，将双手宛如抽丝般缓缓撤回，如此连续操作 5~10 遍。术者宜取弓箭步站姿，郑老要求"扎根在足，发劲在腿，主宰在腰，着力在手"。②四肢部，用单手，手呈钳形，手掌着力，以掌根部为重点不间断地缓缓向前推动，连续 5~10 遍。③经络，用拇指罗纹面紧贴皮肤，循经络走向缓缓推进，在推进过程中，可在重点治疗部位或穴位做缓和的揉按，连续数遍。根据具体情况，可用双手拇指罗纹面在两个穴位之间（如左侧太阳—印堂—右侧太阳）做分开或对侧推压，要求两手用力均匀柔和，动作协调一致。分推与合推配合有相辅相成的作用。推压着力较重，用有一定压力在皮肤上推压时，须注意保护皮肤不被推伤。《厘正按摩要术》言推法："以手指蘸水推之。水多须以手拭之，过于干则有伤皮肤，过于湿则难于着实，以干湿得宜为妙。"郑氏舒活酒既有舒筋、活血功效，又有滑利手感的作用，是一个良好的按摩介质，用它随蘸随推甚佳。本法有理筋活血、消瘀散结、疏通经络、松解痉挛的作用；头部经穴推压又能开窍镇静、清醒头目。常用以治疗陈旧伤致筋肉拘急酸痛及感觉迟钝，风湿痹痛，腰部或四肢劳损，头晕头胀等症。

9. **按压** 按与压动作相似，《医宗金鉴》说“按者，谓以手往下抑之也”（抑，指向下压），常把两者连起来称为按压法。伤科以手掌按压为常用，有时配合拇指按压。手掌按压适用于治疗面积宽大而又较平坦的部位，如腰背、腰骶部等。手掌按压用双手掌交叉重叠紧贴在某一部位上，以掌根、鱼际或全掌着力，逐渐用力下压。术者肩放松，肘伸直，腕背伸，躯干稍前倾，按压方向须垂直，用力应由轻渐重，稳而持续，使刺激透达机体组织深部。掌按频率有两种：①慢速间断法，每两或三秒钟按压 1 次，次间稍有间歇，但手不离开皮肤。②快速连续法，每秒钟做 2~3 次，动作连贯，但又切忌用迅猛的爆发力，以免产生不良反应。快速连续法操作难度较大，慢速间断法更为常用。临床中，按压法常与揉法或摇晃法结合应用，组成按揉或压晃复合手法。即在按压力量达到一定深度时再做小幅度的缓缓揉动，或做较大幅度的来回压晃，如此使手法刚中有柔，既有力而又柔和。《素问 · 举痛论》说“按之则血气散，故按之痛止”，又说“按之则热气至，热气至则痛止矣”。本法具有疏通经脉、散寒止痛、整复错缝等作用。常用于治疗腰背部筋伤所致肌肉拘紧、疼痛，胸、腰椎小关节及髂关节错缝，腰椎间盘突出症，功能性脊柱后凸畸形等。骨质疏松患者慎用本法。

10. **提弹** 本法是指提、弹并用，即用拇指与食、中指或与其余四指关节指腹相对，紧捏肌肉或肌腱的中间部位，用力快速提起，然后迅速滑开，使其弹回，如拉放弓弦之状。郑老说：“可单做提而不弹，也可单做弹而不提，继以拨动手法。”提而不弹，实为捏法的加强刺激手法。弹而不提，继以拨动，实为拨法。用拇指按于穴位上或指下有“筋结”感的部位，适当用力下压至患者有酸胀感时，再做与肌纤维成垂直方向的来回拨动，称拨法，也称弹拨法。本法有舒筋活络、畅通气血、强健肌筋的作用。常用于治疗风湿痹痛，肌肉、肌腱劳损，经脉拘急等症。弹拨法能解痉止痛，对松解软组织粘连有一定作用。

11. **叩击** 叩击有敲、打之意。叩击因操作部位不同，要求术者采用不同的手形。

用力较重的有两种手形：①掌侧击，将腕和掌伸直，运用肘关节的屈伸动作，用掌的小指侧双手交替捶击背、腰、骶、大腿部等；②拳侧击，术者半握拳，根据患者肌肉肥厚程度、僵硬程度，调整落拳高低和速度。

用力较轻的也有两种手形：①指尖叩击，各手指微屈，运用腕关节的屈伸动作，用指尖如鸡啄米状地叩击头部或背部等，可单手叩击，也可双手交替叩击；②拍击，手掌自然伸开，运用腕关节屈伸动作，用各手指罗纹面或虚掌（掌指关节微屈），单手或双手交替拍打肩背、胸、腰骶部等至局部轻微充血。

中度用力的手形有一种：空拳盖击，手握成空拳，腕关节用力挺紧，用拇指的桡侧和其余四指中节的背侧及掌根部敲打背、腰、骶、臀、大腿部等。注意：①根据病情、部位选择适宜的手形、力量；②动作轻松、协调、有节奏，应刚中有柔，轻重适宜，频率适中。本法有舒松肌肉、消除疲劳、活血止痛的作用。用于治疗肢体麻木、浅表感觉迟钝、局部痛胀、软组织劳损等。指尖叩击头部能疏通气血、安神醒脑，用于头痛、失眠的辅助治疗。

12. **振动** 以一手掌面平按在治疗部位上，另一手握成空拳在其手背上进行有节奏的捶击，使患者局部有被振动的感觉。一般若捶击轻，频率就快，每秒2~3次，捶击重，则频率稍慢，约每秒1次，但不宜过重，以振动感达到肌肉层为宜。本法有行气活血的作用，多作为按摩的辅助手法，用于胸胁部、背部筋伤胀痛，失眠，头昏头胀等症。

13. **抖动** 本法适用于肩、肘、腕、髋、膝及腰部。不同部位用不同抖动法：①肩部、肘部，患者上肢放松，术者用一手扶按在肩峰部（肘部是扶握肘关节上部侧后方），另一手握住手，肩关节适度外展（肘部是微微屈肘），在牵拉基础上做小幅度上下、左右连续摆动。②髋部、膝部，患者仰卧，术者用双手握住踝上部，将患腿提起离开床面，在牵拉基础上做上下连续抖动。③腕部，患者的手腕放松下垂，术者背向患者，两手握住手部远端，拇指放在背侧，其余四指放在掌侧，做轻巧的上下连续抖动。④腰部，患者俯卧，双手抓稳床头，术者两手分别握住两踝上部，将腿提起离开床面，渐渐用力向下牵拉，如此持续1~2分钟，然后做左右摆动，待到患者腰部放松时，再突然做上下抖动数次，或在保持牵拉下由另一术者配合在腰部做压晃手法。⑤背背法，此法要求术者背对背地背起患者，用臀部抵在患者的腰部做左右摆动和上下抖动数次。抖动的要领是被抖动关节要尽量放松，术者足要站稳，腰要摆正，手要灵巧，牵抖并施，用力持续而不可忽猛忽弱，幅度小，频率快。本法有疏松脉络、滑利关节、增宽关节间隙的作用，常用于治疗四肢关节活动不利，急性腰部扭伤及腰椎间盘突出症等。

第二节　颈椎四步手法

1. **左侧卧位**　头部垫薄枕，颈部肌肉放松。医者站于头侧床旁，站稳马步，气沉丹田，力贯指尖，身体前倾，耸肩，伸肘，双手拇指并拢或重叠，从乳突后缘开始向深层点按揉，力量由轻到重，由肌肉渗透到关节，至肌肉松弛、关节侧方松动止，同法向后侧点按至寰枕、寰枢关节松弛，再同法点按下一颈椎节段。

2. **右侧卧位**　对侧卧位，手法同上。

3. **俯卧位**　分为 4 个步骤。

（1）颈肌：术者双手拇指重叠或并拢，分别揉拨双侧颈肌，并向前下发力摇摆颈椎关节，从上到下，由轻到重，反复 3 遍，进一步使颈部肌肉、关节松弛。

（2）胸腰肌：术者站于床旁，身体前倾，耸肩伸肘，双手掌根重叠或并拢，按揉胸腰椎旁肌，从上到下，由轻到重，左右各 3 遍。

（3）椎旁棘肌：术者站于床旁，身体前倾，耸肩伸肘，右手拇指顺棘突旁、华佗夹脊穴，左手掌根压住右手掌根，双手协同，按揉的同时横向摇摆脊柱，从上到下，由轻到重，左右各 3 遍。

（4）整复脊柱：术者身体前倾，耸肩伸肘，通过身体重心变换，短距离、顿挫力按压后弓的胸腰小关节，使其后弓的小关节复位，反复 3 遍。秉承中医的整体观念、现代医学的生物平衡原理，脊柱是一个整体，颈椎关节紊乱多伴有胸腰椎关节紊乱，整复胸腰关节，为进一步施行颈椎整复手法做好准备。

4. **坐位**　患者坐位，拿揉法松弛颈肌，并确认颈肌及椎旁关节充分松弛，医者站于其侧后方，以一侧肘窝托住患者下颌，另侧手拇指与其余 4 指分开呈虎口状托住颈枕部，双肘依托胸胁部做支点，双手协同，使患者向术者托下颌侧略低头旋转并提升至阻力位后，稍回，再以顿挫力向上拔伸超过阻力位

1~2cm,可听到复位的咔嚓音。对侧同法。此法需手法熟练,收放自如,术前需排除颈椎结构性疾病,如肿瘤、骨折、颈髓受压等,防止颈部骨折或脱位、脊髓扭转等事故发生。

第三节　颈部舒筋四步手法

1. **拿揉颈肌**　患者俯卧,术者站于床旁,双手并拢呈虎口状,从颈枕部开始拿揉颈肌,从上到下,由轻到重,反复 3 遍,至颈肌松弛。

2. **拿揉肩井至上肢**　患者俯卧,术者面对患者头部端坐,双手分别拿揉肩井区肌肉,从内到外,到三角肌、肱二头肌、肱三头肌、前臂屈伸肌群,由轻到重,反复 3 遍,至松弛。

3. **点揉膀胱经第一侧线**　术者站于床头,双手拇指点揉双侧膀胱经第一侧线腧穴,每穴由轻到重揉 3 次,由上到下,反复 3 遍。

4. **掌揉膀胱经第二侧线**　术者站于床头,掌根由轻到重揉肩井 3 遍,后翻过肩胛冈,依次掌根揉冈下肌、小圆肌、大圆肌、膀胱经第二侧线、竖脊肌,由轻到重,反复 3 遍。

第四节　脊柱五步手法

包括腰椎五步手法,与脊柱五步手法基本一致,前者侧重点在腰椎,后者侧重脊柱整体。以下为脊柱五步手法操作标准。

1. **揉**　患者俯卧,腹部垫薄枕,术者站于床旁,身体前倾,耸肩伸肘,双手掌根重叠或并拢,按揉脊柱旁的竖脊肌,同时横向摇摆脊柱,从 T_1 至 L_5,从上到下,从左到右,由轻到重,反复 3 遍,松弛椎旁肌及活动脊柱。

2. **拨**　术者右手拇指、大鱼际、掌根贴于脊柱旁,棘突与竖脊肌的间隙内,华佗夹脊穴、横突棘肌区域,左手掌根压住右手手背,双手下压点揉,并横向摇摆脊柱,从 T_1 至 L_5,从上到下,从左到右,由轻到重,反复 3 遍。

3. **压**　术者身体前倾,双手交叉下压于脊柱上、下或重叠,耸肩伸肘,利用身体重力垂直下压脊柱,有阻力后稍松手,反复数次,放松脊柱和体会脊柱活动度和弹性,在前一次下压的深度上再次顿挫发力下压 1~2cm,可有小关节复位的咔嚓音，从 T_1 至 L_5，从上到下，反复 3 遍。（此法需要术者手法熟练、动作精巧，严格把握适应证和禁忌证，严重骨质疏松、脊柱僵直、胸廓畸形、肋骨骨折、心肺等疾病为禁忌）。

4. **扳（侧卧位斜扳法）** 患者侧卧位，上侧大腿稍屈曲、内收，下侧大腿伸直，下半身旋前，上半身旋后，上侧上肢后伸贴背。医者面对患者，先用一侧肘臂抵住患者上侧臀后，另一肘部抵住患者上侧肩前，双肘相反用力，使上身后伸旋后、骨盆前屈旋前，到达紧张限制位后稍放松，稍顿后再以突发短促的反向用力加大患者脊柱扭转幅度 5°~10°，此时可听到咔嚓样弹响声或触及棘突弹跳感。对侧同法。

5. **牵** 患者俯卧，双手握住床头，下腹部垫枕，一助手立于患者头侧，用双手把扶患者双腋下向头侧牵拉，另两位助手分别握住患者双踝，行对抗牵引，术者双手交叉置于患椎上、下，按压数次。再统一口令，术者加大力行分筋错骨术的同时，下肢牵引助手行短促牵拉，协同使腰椎间隙增大，整复紊乱关节。术毕，卧床休息 2 小时。

第五节 肩关节四步手法

1. **拨** 患者侧卧，术者站于床旁，面对患者，双手拇指并拢或重叠，揉拨肩颈、三角肌、肱二头肌、肱三头肌 3 遍；从肩前喙突开始，从内往外侧移动点揉、点拨盂肱关节间隙，依次为喙突、肱骨小结节、结节间沟、肱二头肌长头腱、肱骨大结节及冈下肌、冈上肌、小圆肌附着点、肩后隐窝，由轻到重，反复 3 遍，至相应组织、关节松弛。

2. **错** 术者身体前倾，上臂贴胸，用前臂上段平放于盂肱关节间隙，另一手握住患者腕部，行轴向牵拉并固定患肢，增大盂肱关节间隙，再以术臂顺肩前、外、后侧下压，行盂肱关节错缝，反复数遍，至间隙增大、关节囊松弛。

3. **牵** 术者双手紧握患者腕部，轴向拔伸牵引片刻，再行抖法松解放松盂肱关节囊，反复 3 遍至肩及上肢松弛。

4. **扳** ①患者仰卧，术者一手抵住腋窝，一手扶住肘部，行肩关节上举、外展扳法至疼痛阻力位，后以枕头高度为标准，外展外旋弧形活动盂肱关节；②患者侧卧，术者一手肘部抵住肩后，使患者屈肘并固定患者上臂于身体侧面轴线，术者另一手握住患者手腕行屈肘后伸摸背，轴向旋转松解盂肱关节，反复数次，范围由小扩大至疼痛阻力位（硬性抵触或疼痛剧烈时勿强制用力）。

第六节　骨盆整复手法

1. **腰椎五步手法**　见脊柱五步手法。

2. **臀部五指定位**　见第一篇第二章第四节（图 1-2-4-1、图 1-2-4-2）。

3. **臀部肌肉松弛手法**　患者俯卧，术者耸肩伸肘，身体前倾，双手掌根并拢，依次按揉臀部肌肉 3 遍，由轻到重，使浅层肌束松弛，并触按臀部肌束僵硬、压痛、条索样变，做好标记。再以双手拇指并拢或重叠行拨法，由轻到重，反复 3 遍至深层肌束松弛。

4. **髂腰肌、股内侧肌群松弛手法**　①患者仰卧，患肢稍外旋，术者站于床旁，双手拇指并拢，耸肩伸肘，由轻到重拨揉髂腰肌、股直肌 3 遍，至松弛；②患肢屈膝外展外旋，术者站于床旁，双手拇指并拢，耸肩伸肘，由轻到重拨揉股内收肌（股薄肌、长收肌、耻骨肌等），由轻到重，反复 3 遍至松弛。

5. **整复手法**　①拉伸臀部肌群：仰卧，患者屈髋膝至阻力位后，术者外力逐渐下压，至疼痛阻力位或硬性抵触感止，反复间歇用力至臀后肌群松弛；再屈髋膝内收下压至疼痛阻力位或硬性抵触感止，反复间歇用力至臀外侧展肌肌群松弛。②拉伸股内收肌群：患者仰卧于床边，患侧下肢外展，一助手固定对侧骨盆及身体，术者站立于床旁，身体抵住患者膝内侧，一手握住患者踝部，一手扶住大腿内侧，下压大腿使髋外展，间歇发力拉伸股内侧肌群，至其松弛止。③拉伸髂腰肌、股直肌群：患者仰卧床边，患肢放床外侧悬空，一助手固定对侧骨盆及身体，术者一手按住髂前，一手向下按压大腿远端，由轻到重，至疼痛阻力位或硬性抵触感止，反复至阻力肌群松弛。④松弛腰骶关节：患者仰卧，屈髋膝，双手从腘窝交叉抱膝至胸，术者一手扶膝，一手扶骶后，医患协作发力，反复屈伸腰骶关节至松弛。⑤骶髂关节错缝术：髂骨前错缝，患者仰卧，臀后垫枕，屈髋膝，术者一手固定髂前上棘或垫厚垫，另一手扶住膝部并以顿挫力下压，下压发力时，让患者轻咳（咳嗽时腹压增大，躯体放松，更有利于复位），利用大腿将力量传递到髂骨而复位，可听到咔嚓复位音，必要时重复手法。髂骨后错缝，患者侧卧床边，背靠床外，患侧在上，术者一手抵住髂后上棘，一手抱膝前或握踝部，后伸髋部，反向顿挫用力至阻力位，嘱患者同时咳嗽，可听到咔嚓复位音，必要时重复手法。

第七章 超声可视化技术之运用

随着医疗技术的不断进步，超声可视化技术以实时、无创、精准的优点，成为筋伤疼痛诊断、治疗的重要部分。

1. **疼痛源诊断** 通过超声可观察到组织结构的细微变化，帮助医生准确定位疼痛源，如肌肉、关节、神经等组织的损伤或炎症，为疼痛的诊断提供重要依据。

2. **疼痛治疗指导** 可以为医生提供实时的治疗指引。例如，在注射治疗、针刀治疗等过程中，医生可以通过超声检查确定治疗部位和深度，避免损伤周围组织，提高治疗的安全性和准确性。

3. **疗效评估** 如通过比较治疗前后的超声图像，医生可以观察到组织结构的改善情况，从而评估治疗的效果，帮助医生及时调整治疗方案。

需要注意的是，超声可视化技术并非万能。超声是一个声像图，有伪影和折射，可能影响临床诊断和治疗，临床当灵活应用。

在某些情况下，如患者体型肥胖、疼痛部位深等，超声检查可能受到限制。因此，在疼痛管理中，医生应结合患者的具体情况，综合运用多种诊断手段，以提高疼痛管理的整体效果。随着医疗技术的不断进步和创新，可视化技术有望在疼痛管理领域发挥更大的作用，如新型超声治疗技术的研发和应用，能为患者带来更好的治疗效果和生活质量。

第一节 超声引导下关节穿刺术

一、概述

在超声引导下对关节进行注药、抽取积液、积血、积气等操作，以达到诊断性治疗、获取标本、注射药物的目的。

1. 适应证 关节腔积液性质的诊断；关节腔内注药或注射润滑剂；抽取关节积液以减轻关节疼痛和肿胀；其他需要了解关节内部情况的情形。

2. 禁忌证 关节周围感染；严重的凝血功能障碍；关节畸形或严重骨质破坏；心、肺、肾功能不全或其他严重的全身性疾病。

3. 操作

（1）准备：合适体位，合适的穿刺点，常规消毒铺巾，准备穿刺针、注射器、试管等器械。

（2）麻醉：根据需要，可在穿刺点周围进行局部麻醉。

（3）穿刺：用穿刺针垂直或斜行刺入关节，当感到阻力突然消失时，表示已进入关节腔。此时可抽取关节腔积液进行检查。

（4）注药或抽液：根据需要，可向关节腔内注入药物或润滑剂，或抽取过多的关节腔积液。

（5）结束：拔出穿刺针，再次消毒，覆盖无菌敷料。

4. 注意

（1）操作过程中应严格遵守无菌操作原则，以防感染。

（2）穿刺过程中，如患者感到明显疼痛或不适，应立即停止操作。

（3）抽取的关节液应及时送检，以便得到准确的诊断结果。

（4）操作后应密切观察患者病情变化，如有异常及时处理。

5. 并发症及处理

（1）感染：穿刺后应保持穿刺点干燥、清洁，如有红肿、疼痛等感染迹象，应及时就医。

（2）出血：穿刺过程中或穿刺后可能出血，可加压包扎止血。

（3）神经损伤：穿刺过程中应避免损伤周围神经，如有神经损伤症状，应及时就医。

（4）在操作过程中，医生应严格遵守操作规程，确保患者安全。同时，患者应积极配合治疗，以便早日康复。

二、操作方法

1. 肩关节穿刺注射

定点：①肩外侧点；②肩前点；③肩后侧点。

适应证：肩关节骨性关节炎，肩关节积液，肩袖损伤等。

禁忌证：肩关节肿瘤、结核、感染，严重肩袖撕裂、关节畸形，严重高血压、冠心病、糖尿病、出凝血异常、免疫性疾病等。

操作：嘱患者侧卧，患侧在上，局部严格消毒铺巾，高频超声探头置于肩胛冈下缘外侧，探头标记点（Mark 点）朝向内侧，将探头慢慢向肱骨头端滑动寻找患侧关节腔，超声显示强回声弧形结构的肱骨头，表面覆盖低回声或无回声的关节软骨，关节盂及盂唇位于肱骨头内侧，盂唇为中高回声的三角形结构。采取平面内技术，固定探头引导穿刺针至关节腔内，超声下可见针尖到达肱骨头与关节盂唇间隙（见图 2-7-1-1），回抽无血后，推注药液 5ml（2% 利多卡因注射液 2ml、复方倍他米松 7mg、维生素 B_{12} 0.5mg，加生理盐水至 5ml）。观察 30 分钟后，患者无不适方可离开。

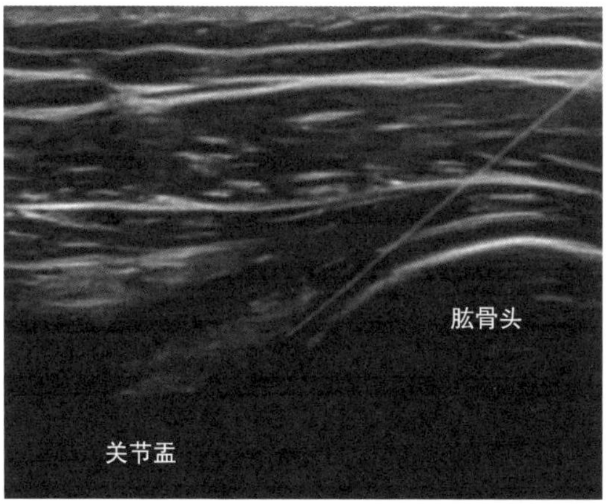

图 2-7-1-1　超声下肩关节穿刺注射示意图

2. 肘关节穿刺注射

定点：①肘关节腔后侧点；②肘关节内侧点；③肱桡关节前点。

适应证：肘关节骨性关节炎，肘关节积液等。

禁忌证：肘关节肿瘤、结核、感染，严重关节畸形、韧带撕裂，严重高血压、冠心病、糖尿病、出凝血异常、免疫性疾病等。

操作：患者取坐位或者平卧位，上肢伸直轻度外旋，暴露肘窝，将高频探头横切置于肘横纹处，Mark 点朝向尺侧，超声显示波浪状的肱骨小头及肱骨滑车线性强回声骨皮质影像，表面覆盖无回声的关节透明软骨。将探头缓慢向近端滑动，波浪形的骨皮质影像向下凹陷呈“W”形，即关节隐窝。桡窝较小，位于桡侧，冠突窝较大，位于尺侧，隐窝内可见高回声的脂肪垫，少量无回声关节液位于隐窝底部，关节囊覆盖于脂肪垫的表面，上述结构均被肱肌覆盖。采用平面内或平面外技术，针尖突破关节囊（见图 2-7-1-2），在脂肪垫深面或浅面，回抽无血，注入药液 5ml（同前）。可见药液在关节腔内扩散。术后嘱患者平卧，观察 30 分钟后方可离开。

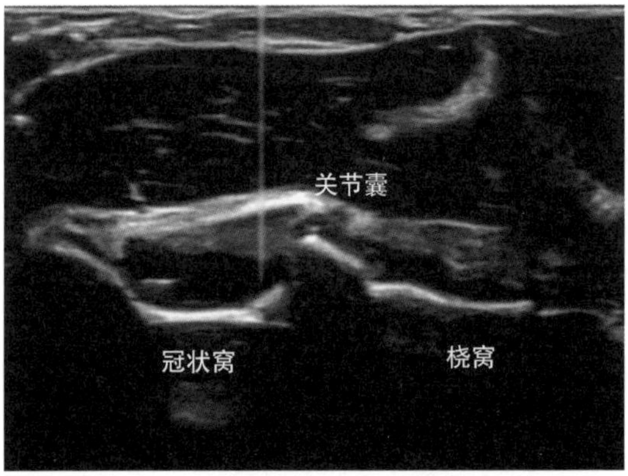

图 2-7-1-2 超声下肘关节穿刺注射示意图

3. **腕关节腔注射**

定点：①鼻烟窝点；②腕背侧正中点；③腕尺间隙点。

适应证：腕关节骨性关节炎，腕关节积液等。

禁忌证：腕关节肿瘤、结核、感染，严重腕关节损伤、畸形，严重高血压、冠心病、糖尿病、出凝血异常、免疫性疾病等。

操作：患者取坐位，掌心向下，腕部垫一软垫，将高频探头纵切置于腕关节桡侧，Mark 点朝向远端，显示强回声弧形结构的桡骨和腕骨骨皮质影像，二者之间的低回声区即为桡腕关节。采用平面外技术，针尖进入关节腔（见图 2-7-1-3），回抽无血，注入药液 5ml（同前），可见药液在关节腔内扩散。嘱患者平卧，观察 30 分钟后方可离开。

4. **髋关节腔注射**

定点：①大转子尖端；②髋关节前路进针点；③髋关节后路进针点。

适应证：髋关节骨性关节炎，髋关节积液等。

禁忌证：髋关节肿瘤、结核、感染，严重关节畸形，严重高血压、冠心病、糖尿病、出凝血异常、免疫性疾病等。

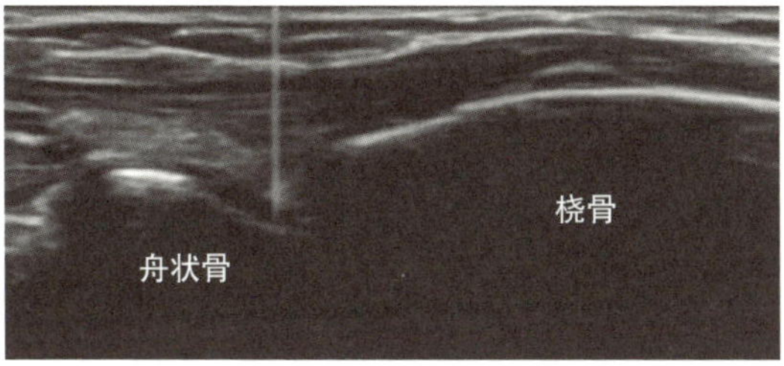

图 2-7-1-3　超声下腕关节腔穿刺注射示意图

操作：嘱患者仰卧位，患侧髋关节轻度外展外旋，常规消毒铺巾。将低频超声探头平行于股骨颈长轴置于腹股沟区，Mark 点朝向足端，超声显示深面强回声曲线状的股骨头及股骨颈骨皮质影像，两者交接处浅面低回声或无回声区域为髋关节前隐窝。采取平面内技术，固定探头引导穿刺针至关节腔内，超声下可见针尖到达髋关节前隐窝（见图 2-7-1-4），回抽无血，注入药液 5ml（同前）。嘱患者平卧，观察 30 分钟后方可离开。

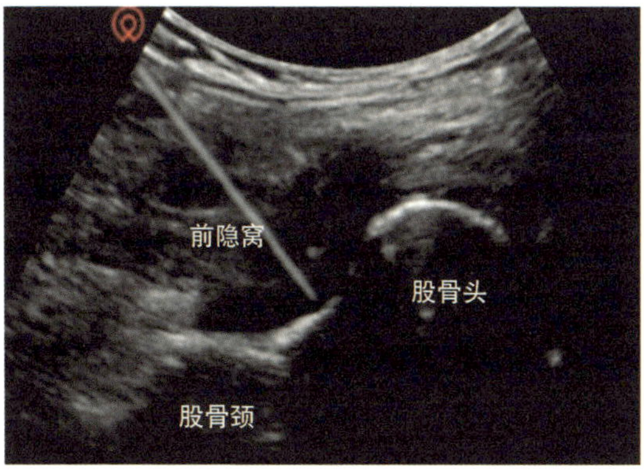

图 2-7-1-4　超声下髋关节腔穿刺注射示意图

5. 膝关节腔注射

定点：①膝眼点；②髌骨外上缘点。

适应证：膝关节骨性关节炎，膝关节积液等。

禁忌证：膝关节肿瘤、结核、感染，严重关节畸形，严重高血压、冠心病、糖尿病、出凝血异常、免疫性疾病等。

操作：患者取仰卧位，膝下垫枕，下肢轻度外旋和屈膝，将高频探头横切置于股骨内上髁与髌骨之间，Mark 点朝向髌骨，超声显示强回声线状影像的胫骨及弧形影像的髌骨骨皮质，二者之间深面无回声或低回声区域为髌股关节间隙，其浅面三角形中等回声影像为髌内侧脂肪垫，有中等回声线状影像的关节囊及浅面中高回声条索状影像的髌内侧支持带覆盖。引导穿刺针进入关节间隙，回抽无血，注入药液 5ml（同前），可见药液在关节腔内扩散。若有积液在此积聚，可见髌股关节间隙呈低回声或无回声扩张。采用平面内或平面外技术，针尖穿过关节囊抵达关节间隙（见图 2-7-1-5），抽吸积液并注入药液 5ml（同前），可见药液在关节腔内扩散。嘱患者平卧，观察 30 分钟后方可离开。

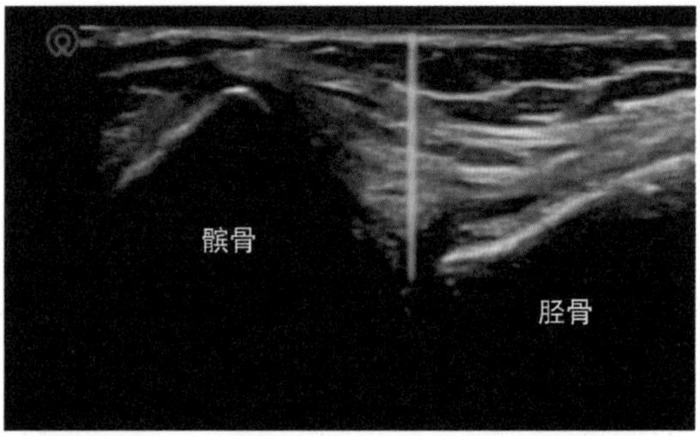

图 2-7-1-5　超声下膝关节腔穿刺注射示意图

6. **踝关节腔注射**

定点：①踝前外侧点；②踝后外侧点；③踝前点。

适应证：踝关节骨性关节炎，踝关节积液等。

禁忌证：踝关节肿瘤、结核、感染，严重韧带撕裂、关节畸形，严重高血压、冠心病、糖尿病、出凝血异常、免疫性疾病等。

操作：患者取仰卧位或坐位，膝关节屈曲，足底置于治疗台，将高频探头纵切置于踝部前方，Mark 点朝向近端。超声显示弧形强回声骨皮质影像的胫骨和距骨，距骨表面无回声影像为距骨软骨，胫骨与距骨之间中等回声倒三角形影像为脂肪垫，其深面低回声或无回声区域为胫距关节间隙，中高回声线性结构的关节囊影像覆盖于上述结构之上，左右滑动探头，借助彩色多普勒辨认关节浅面的足背动脉长轴。关节腔积液者可见关节囊肿胀，脂肪垫显影不清。采用平面外技术，避开足背动脉，针尖穿过脂肪垫，抵达胫距关节间隙（见图 2-7-1-6），回抽无血，注入药液 5ml（同前），可见药液在关节腔内扩散。嘱患者平卧，观察 30 分钟后方可离开。

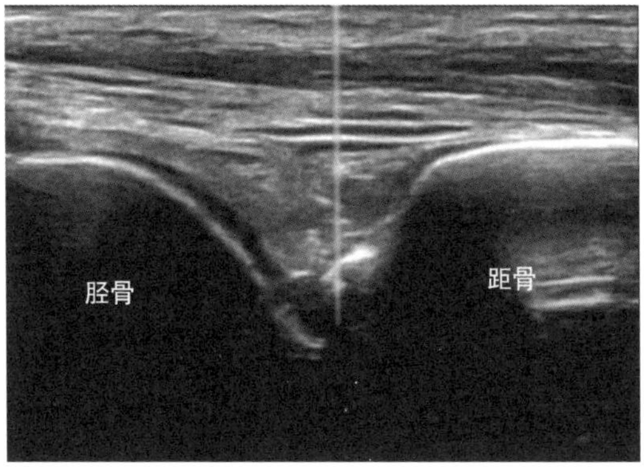

图 2-7-1-6　超声下踝关节腔穿刺注射示意图

7. **肩袖钙化性肌腱炎的超声诊疗**

定点：①肩峰下；②肿胀压痛点。

适应证：肩袖钙化性肌腱炎等。

禁忌证：肩关节肿瘤、结核、感染，严重韧带撕裂、关节畸形，严重高血压、冠心病、糖尿病、出凝血异常、免疫性疾病等。

操作：患者取仰卧位或者侧卧位，将高频探头置于患侧肩关节压痛最明显处，向左右缓慢移动探头，扫查明确钙化灶所在位置，超声下显示钙化灶多表现为肌腱内的强回声影像，常规消毒铺巾，于高频探头上涂抹耦合剂，戴无菌超声探头保护套，术者戴无菌手套，再次扫查钙化灶（方法同前）。在超声引导下实时精准地进针，使空心针尖到达钙化灶处，然后对钙化灶进行连续多次灌洗、捣碎及抽吸治疗，抽出细碎的钙质沉积物。此治疗不仅可以清除钙化物，还可以释放钙化物吸收过程中导致的局部高张力，使患者症状得到即刻缓解。（见图 2-7-1-7、图 2-7-1-8）

超声对钙化性肌腱炎的诊断具有较高的敏感性及准确性，对药物治疗无效及不愿手术的患者，超声引导下灌洗抽吸治疗钙化性肌腱炎安全、微创、有效，是一种很好的治疗方法。

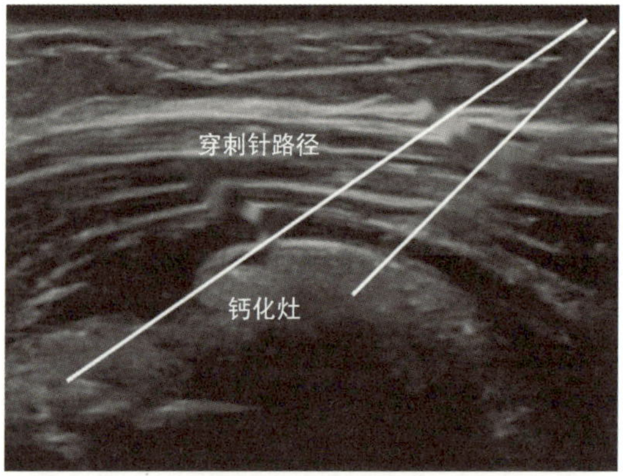

图 2-7-1-7　肩袖钙化性肌腱炎超声下穿刺路径

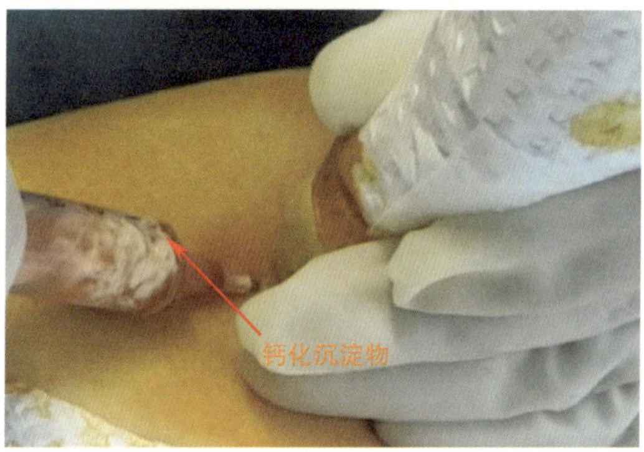

图 2-7-1-8　肩袖钙化性肌腱炎钙化沉淀物

第二节　超声可视化针刀治疗技术

一、概述

超声成像技术应用于针刀手术操作，能够使医生在实时超声图像的指导下进行精确的手术操作，广泛应用于疼痛管理、软组织修复、神经调控等领域。

1. **疼痛管理**　用于治疗慢性软组织疼痛、肌筋膜炎、腱鞘炎等疾病。
2. **软组织修复**　用于修复肌肉、肌腱、韧带等软组织的损伤。
3. **神经调控**　用于治疗神经性疼痛、帕金森病等神经系统疾病。
4. **适应证和禁忌证**　参照“小针刀筋膜松解术”一章。

二、操作方法

1. 屈指肌腱腱鞘炎

定点：①第 1 指屈肌腱鞘（掌面，第 1 掌指关节近节横纹中点近缘，屈伸时，籽骨间滑动硬结中心点）；②第 2~5 指屈肌腱鞘（掌面，掌指关节与腕掌侧横纹中点的连线上，距掌指关节近端横纹 1~1.5cm，屈伸时，籽骨间滑动硬结中心点）。（见图 2-7-2-1）

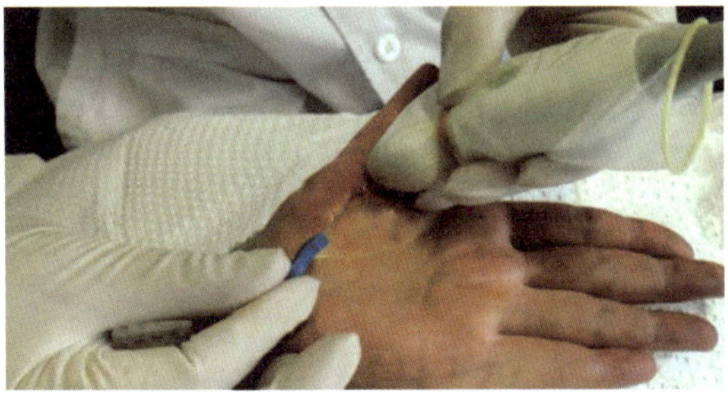

图 2-7-2-1　屈指肌腱腱鞘炎针刀操作示意图

适应证：各屈指肌腱狭窄性腱鞘炎，先天性腱鞘狭窄，腱鞘损伤、粘连等。

禁忌证：注射部位有感染或伤口、肌腱断裂；穿刺部位肿胀变形、定位困难；出凝血异常，有严重糖尿病、高血压、冠心病，局部肿瘤，以及其他不适合者。

操作：高频线阵超声探头纵切置于掌面掌指关节处扫查屈指肌腱长轴影像，嘱患者屈伸患指，动态观察卡点位置，卡点一般位于掌骨头上方 A1 滑车处，此部位可以观察到增厚的低回声影像，卡压肌腱远端出现低回声肌腱影像。常规消毒术野，于高频探头上涂抹耦合剂，戴无菌超声探头保护套，术者戴无菌手套，再次扫查肌腱（方法同前）。

入路 1：取 A1 滑车远端合适进针点，鞘内注射 1% 盐酸利多卡因 2ml 行局部浸润麻醉，局麻后超声平面内引导针刀进入皮肤、皮下组织，对增厚的 A1 滑车进行实时切割松解，确保刀刃在超声视野内，避免损伤肌腱、血管及神经（见图 2-7-2-2）。此入路优点是在手指过伸位可保证针刀不受阻挡，对 A1 滑车切割而不损伤肌腱；缺点是不能实施动态针刀松解。

入路 2：取 A1 滑车近端合适进针点，局麻后对 A1 滑车卡点实时切割松解。此入路优点是可以行动态针刀松解，松解同时屈伸手指，评估疗效；缺点是松解面浅，且受掌根阻挡。需要指出的是，两种方法均应达到A1滑车处针刀推动无明显阻力感，可观察腱鞘内肌腱滑动情况，若滑动顺畅自如，且无活动受限、卡压及嵌顿等情况，同时患指无绞索且屈伸自如，或无弹响，则提示松解成功。可用双刃针平面划拨术，松解更彻底。

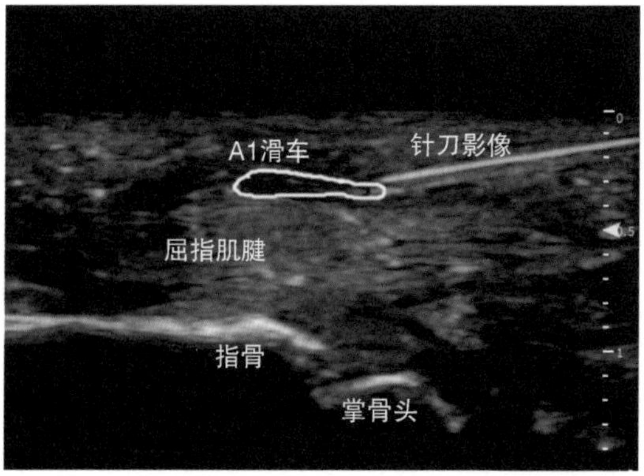

图 2-7-2-2 超声下 A1 滑车针刀切割松解示意图

2. **腕管综合征**

定点：①腕掌面远侧横纹与桡侧腕屈肌腱交点内侧；②腕掌面远侧横纹与掌长肌腱交点外侧；③第1点远端约2cm处；④第2点远端约2cm处。

适应证：腕管综合征、腕管内肌腱腱鞘炎、腕横韧带损伤、腕关节僵硬、末梢神经炎等。

禁忌证：注射部位有感染或伤口、肌腱断裂；穿刺部位肿胀变形、定位困难；出凝血异常，有严重糖尿病、高血压、冠心病，局部肿瘤，以及其他不适合者。

操作：患者取坐位或仰卧位，掌心向上，腕部垫一软垫置于治疗台。将高频探头横切置于患者腕横纹，Mark点朝向桡侧，超声显示最浅面有多个圆形或类圆形高回声结构，首先确认桡动脉（可借助彩色多普勒），桡动脉尺侧依次为桡侧腕屈肌腱、正中神经、掌长肌腱。在腕横纹处确认正中神经后，将其置于视野中央，探头缓慢向远端滑动，直至正中神经由中高回声结构变为低回声结构，浅面为高回声结构的腕横韧带近端，尺侧连接豌豆骨，桡侧连接大多角骨，正中神经深面为屈肌总腱，此为腕管水平，在此位置旋转探头，纵切正中神经，显示正中神经长轴影像，观察正中神经和腕横韧带，确定卡压位置。选择离探头约 0.5cm 为进针点并做好标记，消毒、铺巾、局部浸润麻醉。平面内由近端向远端进针，保持针刀在正中神经长轴平面全程显影（见图 2-7-2-3），对位于正中神经浅面的腕横韧带切割松解，直至异常回声明显减少及针下有松动感后，拔出针刀，局部压迫止血 3 分钟后，无菌纱布覆盖针眼，观察 30 分钟无异常则可离开。可用双刃针平面划拨术。

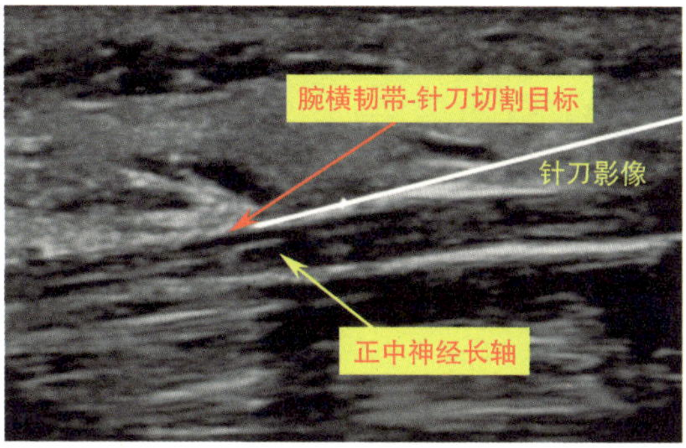

图 2-7-2-3　超声下腕管综合征针刀切割松解示意图

3. **斜方肌松解激活**

斜方肌为覆盖颈、肩、背部区域的浅层肌肉，伏案工作者及长期低头看手机人群极易出现此肌劳损。表现为颈、肩及上背胀痛及沉重感，患者旋颈时患侧出现疼痛及紧张感。治疗方法为对斜方肌应力中心区域行减张、松解术。

定点：斜方肌筋膜扳机点、压痛点、条索样点。

适应证：斜方肌筋膜炎、颈椎病等。

禁忌证：施术部位有感染或伤口、肌腱断裂；穿刺部位肿胀变形、定位困难；出凝血异常，有严重糖尿病、高血压、冠心病，局部肿瘤，以及其他不适合注射者。

操作：患者坐位、低头，双上肢自然下垂，暴露患侧肩背部，常规消毒。将高频超声探头前后位置于颈肩交界处，此处为上、中斜方肌交界区域，同时也是斜方肌应力中心区域，我们松解激活斜方肌，就是对此应力区域减张。采用平面内由背侧向前侧呈矢状位穿刺，其目标区域为真皮层与斜方肌之间的脂肪层（间质区）。进针深度一般为 6~8cm，静态留置针刀 3~5 分钟，为了扩大松解区域，可以退针至皮下调整针刀方向，分别向内和向外 45° 角呈扇形布针

（见图 2-7-2-4、图 2-7-2-5）。术毕，拔出针刀，局部压迫止血 3 分钟后，无菌纱布覆盖针眼，观察 30 分钟无异常则可离开。

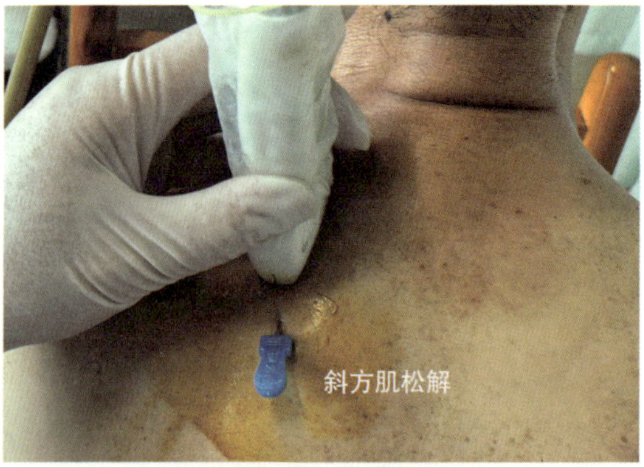

图 2-7-2-4 斜方肌针刀切割松解操作示意图

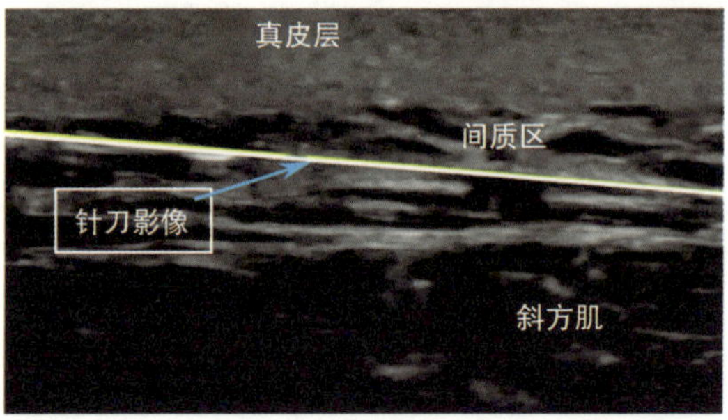

图 2-7-2-5 超声下斜方肌针刀切割松解示意图

4. 肩胛提肌松解

肩胛提肌起至上位颈椎横突，止于肩胛骨内上角，其功能为上提肩胛骨。肩胛提肌为颈椎深层肌肉，伏案工作者及长期低头看手机人群极易出现此肌劳损。患者表现为颈、背沉重感，另外，可能引起头痛及上肢尺侧麻木感。

定点：肩胛提肌筋膜扳机点、压痛点、条索样点。

适应证：肩胛提肌筋膜炎、颈椎病等。

禁忌证：施术部位有感染或伤口、肌腱断裂；穿刺部位肿胀变形、定位困难；出凝血异常，有严重糖尿病、高血压、冠心病，局部肿瘤，以及其他不适合者。

操作：患者坐位、低头，双上肢自然下垂，暴露患侧肩背部，常规消毒皮肤，高频超声探头置于肩胛骨内上角处，旋转调整超声探头，使超声探头一端显示肩胛内上角骨面，另一端指向上位颈椎横突方向，与肩胛提肌走行一致。局部浸润麻醉，取Ⅰ型4号针刀，平面内头端向尾端呈45°角进针，实时引导针刀针尖对附着于肩胛内上角处的肩胛提肌行提插松解（见图2-7-2-6、图2-7-2-7），一般3次后出针。局部压迫止血3分钟后，无菌纱布覆盖针眼，观察30分钟无异常则可离开。

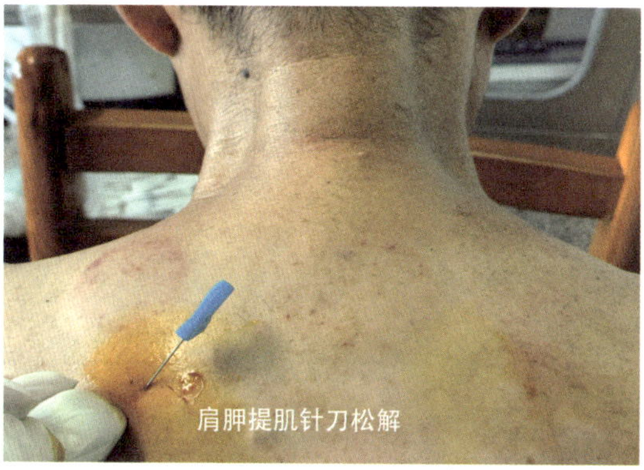

图 2-7-2-6 肩胛提肌针刀松解操作示意图

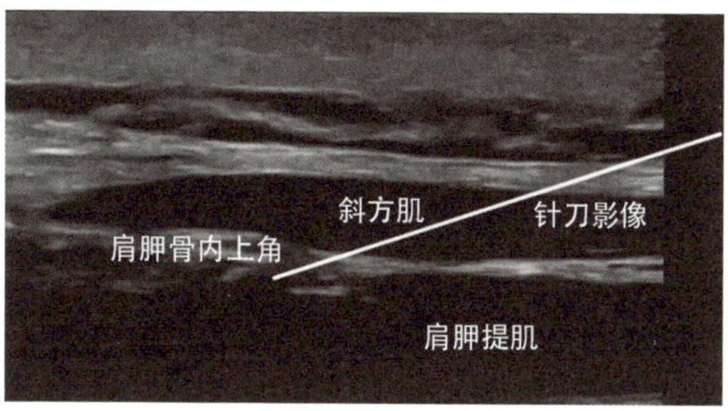

图 2-7-2-7 超声下肩胛提肌针刀松解示意图

5. C_5 **横突后结节针刀松解**

定点：肩胛骨内侧缘和脊柱之间扳机点、压痛点、条索样点。

适应证：肩胛背侧区域疼痛等。

禁忌证：施术部位有感染或伤口、肌腱断裂；穿刺部位肿胀变形、定位困难；出凝血异常，有严重糖尿病、高血压、冠心病，局部肿瘤，以及其他不适合者。

操作：患者侧卧位，患侧在上，高频超声探头横置于颈部，扫查确认 C_5 神经根平面，显示 C_5 横突前、后结节及位于前、后结节间的 C_5 神经根前支。常规消毒后由后向前平面内穿刺，实时引导针刀针尖抵达 C_5 横突后结节处，紧贴骨面小范围提插松解。（见图 2-7-2-8）

为保证穿刺安全，此操作在松解过程中禁用局麻并保持针刀缓慢推进为宜，要求患者有异感时及时告知。通常在横突部位松解时会诱发出疼痛区域异感，只要保证针尖在横突尖端可放心松解，此时效果更佳，当然也不用强求一定要引出异感。如果横突尖端未引出异感可以考虑调整针刀方向，对横突根部的颈神经根后支进行松解。操作完成后拔出针刀，局部按压 3 分钟，无菌纱布覆盖针眼，观察 30 分钟无异常则可离开。

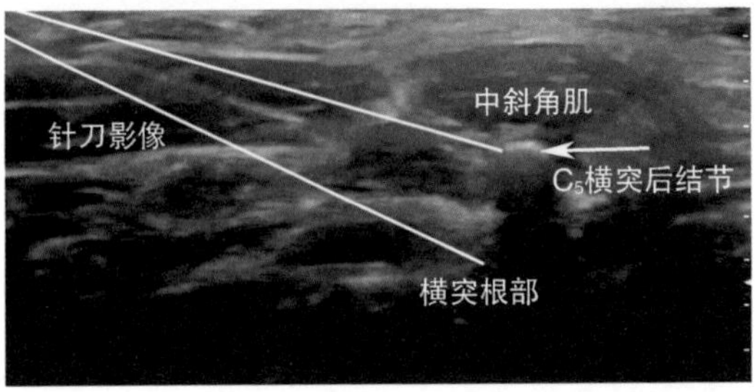

图 2-7-2-8　超声下 C_5 横突后结节针刀松解示意图

6. 上、下项线区域横行针刀松解

定点：枕下三角六点，上、下项线之间的肌腱及腱膜。

适应证：枕大神经、枕小神经受到卡压、激惹而导致的头痛。

禁忌证：施术部位有感染或伤口；穿刺部位肿胀变形、定位困难；出凝血异常，有严重糖尿病、高血压、冠心病，局部肿瘤，以及其他不适合者。

操作：患者俯卧头低位，高频超声探头斜置于乳突与枕后粗隆连线处，探头稍微向足端移动至上、下项线区域，避开血管。常规消毒皮肤后由外向内平面内进针，针尖触及颅骨后紧贴颅骨面推动针刀至接近项韧带区域，留置针刀 5 分钟后出针，局部按压 3 分钟后无菌创可贴贴敷针眼。（见图 2-7-2-9、图 2-7-2-10）

7. 第三腰椎横突平面针刀松解

定点：第三腰椎横突区域疼痛点。

适应证：腰方肌筋膜炎，第三腰椎横突综合征。

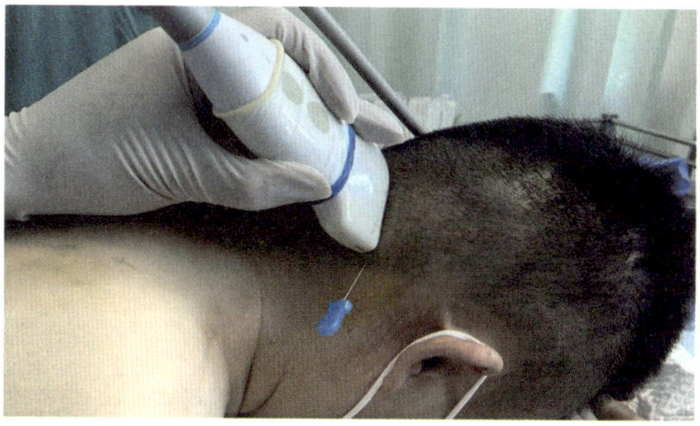

图 2-7-2-9 上、下项线区域横行针刀松解操作示意图

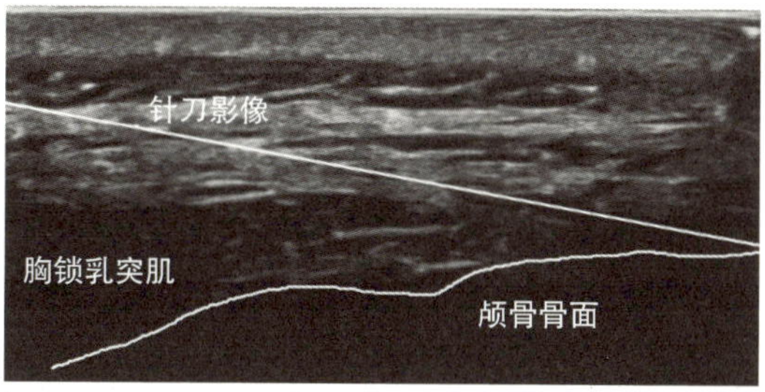

图 2-7-2-10 超声下上、下项线区域横行针刀松解示意图

禁忌证:施术部位有感染或伤口;穿刺部位肿胀变形、定位困难;出凝血异常,有严重糖尿病、高血压、冠心病,局部肿瘤,以及其他不适合者。

操作:患者俯卧,腹部垫一薄枕。定位腰椎节段:将低频探头纵切置于骶骨后正中线上,Mark 点朝向头端,超声显示连续锯齿样强回声骶正中嵴骨皮质影像。探头向头端缓慢滑动,出现的强回声山峰样影像即为腰椎棘突,将探头向外侧滑动少许,获得呈节段性、宽度均匀的强回声腰椎椎板骨皮质影像。再将探头向外侧平移少许,显示连续强回声波浪状的关节突关节影像,浪尖为上位腰椎节段的下关节突,浪底为下位腰椎节段的上关节突,浅面覆盖竖脊肌。探头继续向外侧滑动可见间断的强回声横突短轴骨皮质影像,横突下方为无回声区,连接横突尖端的高回声线性结构为横突间韧带,韧带浅面为竖脊肌,深面为腰大肌。靠近骶骨的横突即为 L_5 横突,L_5 横突头端方向依次为 L_4 横突、L_3 横突。将低频探头横切置于 L_3 横突切面,Mark 点朝向外侧,获取清晰的 L_3 横突、关节突关节、椎板影像,横突浅面为竖脊肌、深面为腰大肌、外侧尖端连接腰方肌。

(1)横突尖端松解:其目的是松解横突尖端软组织及瘢痕对 L_1—L_3 脊神经后外侧支的卡压及腰方肌浅面的中层胸腰筋膜。常规消毒术野,于低频探头上涂抹耦合剂，戴无菌超声探头保护套，术者戴无菌手套，再次扫查 L_3 横突（方法同前）。选择合适点进针，局麻后采取平面内技术，由外侧向内侧进针，针刀经皮肤、皮下组织、竖脊肌、胸腰筋膜，直达横突尖端，在此用提插刀法切割横突尖的上、外、下骨缘与软组织的交界处，行切开剥离，切开时，刀口线要紧贴骨端，随骨端的弧度转动，不得离开骨面；然后，调转刀口线 90°，沿 L_3 横突上下缘用提插刀法切割 3 刀，深度 0.5cm，以切开横突间韧带。术毕，拔出针刀，局部压迫止血 3 分钟后，无菌纱布覆盖针眼，观察 30 分钟无异常则可离开。（见图 2-7-2-11）

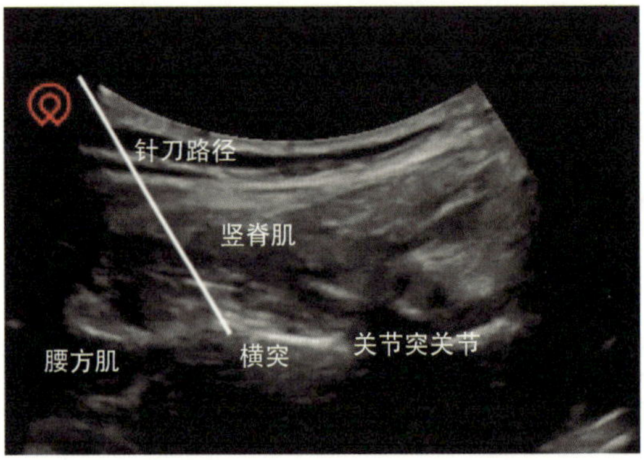

图 2-7-2-11　超声下第三腰椎横突尖端针刀松解示意图

（2）横突根部乳突、副突韧带松解：解除其对脊神经后支的卡压。超声扫查及进针方式同横突尖端松解，调整针刀针尖至横突根部、关节突关节外侧缘，针刀抵达骨面后提插松解 3 针即可。（见图 2-7-2-12）

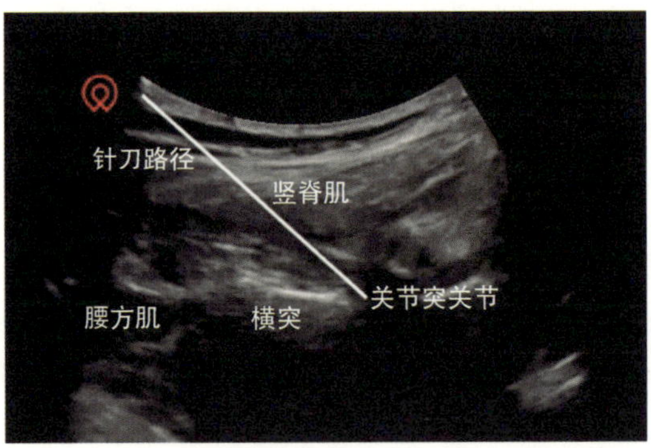

图 2-7-2-12　超声下第三腰椎横突根部乳突、副突韧带松解示意图

（3）关节突关节松解：其目的是横行切开关节囊，使关节突关节减压及减张。超声扫查及进针方式同横突尖端操作，调整针刀针尖至关节突关节处，刀口横行切开关节囊。（见图 2-7-2-13）

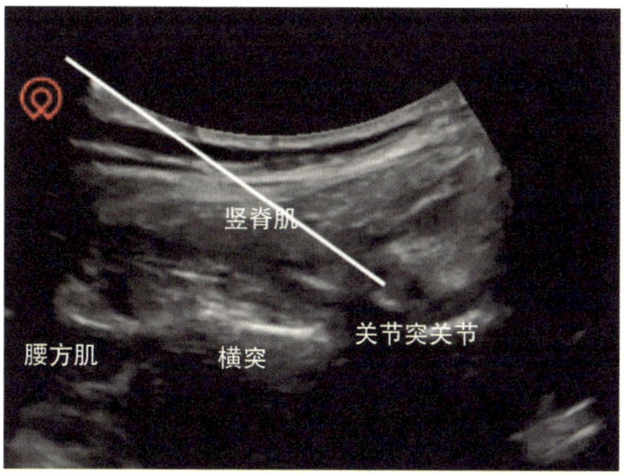

图 2-7-2-13 超声下第三腰椎关节突关节针刀松解示意图

8. 臀中肌针刀松解激活

定点："五指定位法"之拇指、食指深层压痛点，条索样变区域。

适应证：臀中肌筋膜炎。

禁忌证：施术部位有感染或伤口、肌腱断裂；穿刺部位肿胀变形、定位困难；出凝血异常，有严重糖尿病、高血压、冠心病，局部肿瘤，以及其他不适合者。

（1）针刀松解臀中肌起点：患者俯卧，腹部垫一薄枕，暴露患侧臀部，将低频探头置于髂后上棘外侧缘，探头斜向尾侧 30° 左右，获得弧形的臀中肌影像，尾侧可见臀大肌影像。常规消毒术野，于低频探头上涂抹耦合剂，戴无菌超声探头保护套，术者戴无菌手套，再次扫查臀中肌影像（方法同前）。将臀中肌等分为外、中、内三部分，分别用针刀松解。选择合适点进针，局麻后采取平面内技术，由外侧向内侧进针，经皮肤、皮下组织，直达髂嵴骨面，调转刀口线 90° 在髂骨外板的骨面上向下外铲剥 3 刀，范围 0.5cm。每部分纵行疏通 2~3 次，刀口线要紧贴骨端，不得离开骨面，术毕，拔出针刀，局部压迫止血 3 分钟后，无菌纱布覆盖针眼，观察 30 分钟无异常则可离开。术后保持针眼干燥清洁。操作中，因臀部皮下脂肪及肌肉丰厚，肌内血管丰富，要注意防止臀中肌出血，造成血肿。（见图 2-7-2-14、图 2-7-2-15）

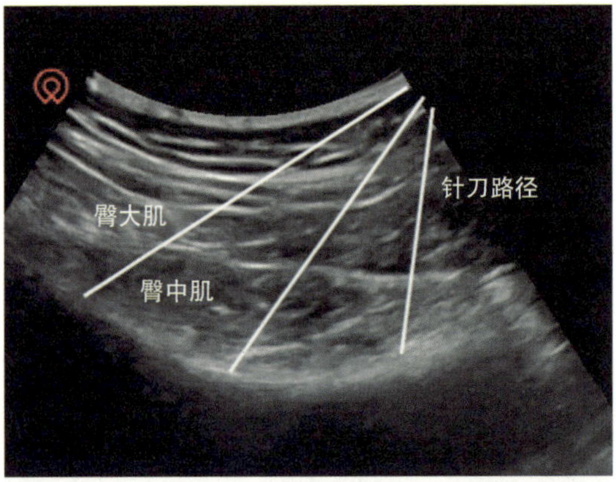

图 2-7-2-14 超声下臀中肌起点针刀松解示意图

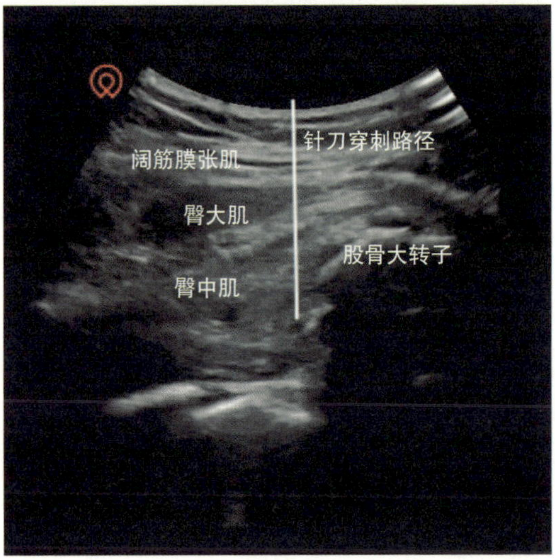

图 2-7-2-15 超声下臀中肌止点针刀松解示意图

（2）针刀松解臀中肌止点：患者侧卧，患侧在上，屈髋屈膝，将低频探头纵切置于大转子，由浅到深结构分别为皮肤、皮下组织、阔筋膜张肌、臀大肌、臀中肌，可见臀大肌、臀中肌肌腱止于大转子。常规消毒术野，于低频探头上涂抹耦合剂，戴无菌超声探头保护套，术者戴无菌手套，再次扫查臀中肌影像（方法同前）。选择合适点进针，局麻后采取平面外技术，在股骨大转子进针刀，刀口线与下肢纵轴平行，针刀体与皮肤呈 90° 角，沿股骨颈干角方向进针刀，针刀经过皮肤、皮下组织、阔筋膜张肌、臀大肌、臀中肌，达臀中肌股骨大转子止点，提插刀法切割 3 刀，切开部分臀中肌止点，术毕，拔出针刀，局部压迫止血 3 分钟后，无菌纱布覆盖针眼，观察 30 分钟无异常则可离开。（见图 2-7-2-15）

9. **髂腰肌小转子附着端松解**

操作：患者取仰卧位，暴露患侧下肢，关节轻度外展外旋。将低频超声探头平行于股骨颈长轴置于腹股沟区，超声显示股骨头、关节囊及髂腰肌影像，髂腰肌滑囊位于髂腰肌与关节囊之间，将探头向内侧平移，可见髂腰肌肌腱呈鸟嘴样附着于小转子，以小转子为中心，探头逆时针旋转 30° 左右，避免穿刺过程中损伤血管、神经。常规消毒术野，于低频探头上涂抹耦合剂，戴无菌超声探头保护套，术者戴无菌手套，再次扫查髂腰肌影像（方法同前）。选择合适点进针，局麻后采取平面内技术，由外侧向内侧进针，经皮肤、皮下组织、股内收肌，到达小转子骨面近端，小幅度提插松解髂腰肌 2~3 刀，术毕，拔出针刀，局部压迫止血 3 分钟后，无菌纱布覆盖针眼，观察 30 分钟无异常则可离开。（见图 2-7-2-16、图 2-7-2-17）

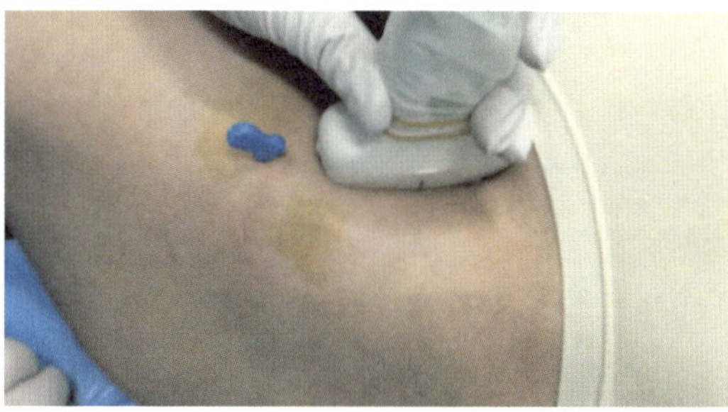

图 2-7-2-16　髂腰肌小转子附着端针刀松解操作示意图

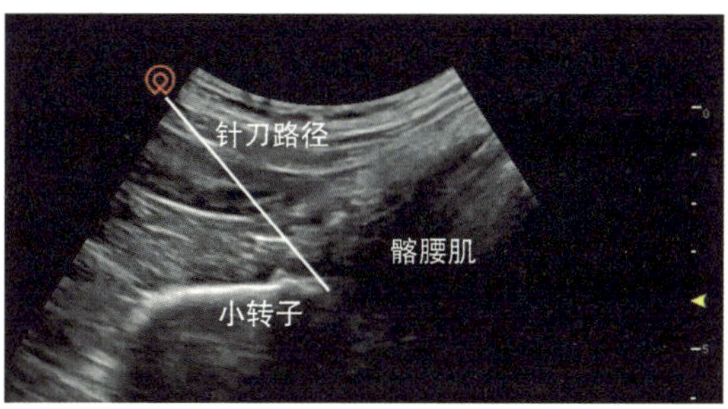

图 2-7-2-17　超声下髂腰肌小转子附着端针刀松解示意图

第三节 神经阻滞术

一、概述

超声引导下神经阻滞术（ultrasound-guided nerve block，USNB）是现代临床麻醉中的一项重要技术，它利用超声成像技术准确定位目标神经，并引导穿刺针进行神经阻滞，提高了神经阻滞的精确性和安全性，是现代麻醉、疼痛诊断、疼痛治疗领域的重要手段。

药物选择：①神经阻滞剂，如罗哌卡因、布比卡因、利多卡因等，根据需要稀释后使用；②营养神经药，如甲钴胺等；③扩张血管药物；④长效抗氧化还原药，如亚甲蓝等；⑤损毁药，如甘油、无水乙醇等。

适应证：①需要神经阻滞的各类疼痛，如慢性疼痛、术后疼痛等；②疼痛诊断性治疗；③其他适合神经阻滞的疾病。

禁忌证：①严重内科疾病，如高血压、冠心病、糖尿病、免疫缺陷、凝血功能异常等；②穿刺部位皮损、感染、肿瘤、结核等；③神经解剖结构异常或不明确；④其他不适合者。

注意事项：①熟练掌握超声操作技术及解剖基础，准确识别神经及其周围结构；②穿刺时保持超声探头稳定，避免移动；③注射药物前回抽确认无血；④注意药物剂量与浓度；⑤可能出现解剖异常、神经损伤、局部血肿、药物过敏或毒性反应，须做好应急预案；⑥预备必要的抢救设备及药物。

二、操作方法

1. 臂丛神经阻滞术

适应证：神经根型颈椎病、胸廓出口综合征、臂丛神经炎、肩周炎等。

操作：患者仰卧位，头偏向健侧，选用高频线阵探头，横切放置于患侧锁骨上窝，缓慢将超声探头向头端移动，获取 C_7 横突及肌间沟臂丛神经影像。由外向内、平面内进针，针尖抵达臂丛神经束周围，回抽无血，注入适量药液。（见图 2-7-3-1）

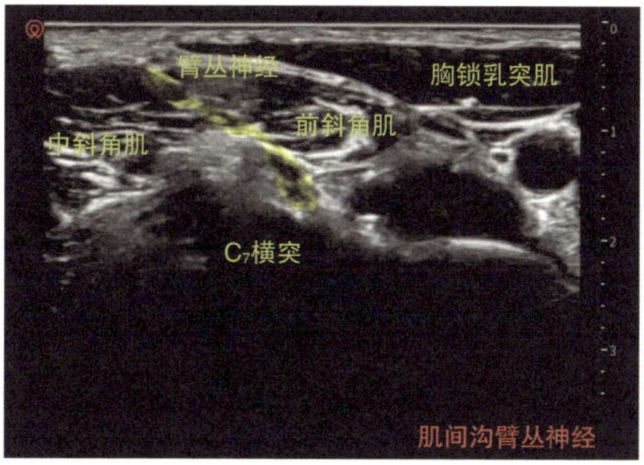

图 2-7-3-1　超声下臂丛神经阻滞示意图

2. 正中神经阻滞术

适应证：神经根型颈椎病、正中神经痛、前臂区域痛、腕管综合征等。

操作：患者取仰卧位，手臂伸直并轻度外展，选用高频线阵探头，横切放置于患侧腕横纹或肘窝处，缓慢将超声探头向远端移动，获取肘窝、腕管、腕横韧带及正中神经影像。由外向内、平面内进针，针尖抵达肘部或腕横韧带深处、正中神经周围，回抽无血，注入适量药液。（见图 2-7-3-2）

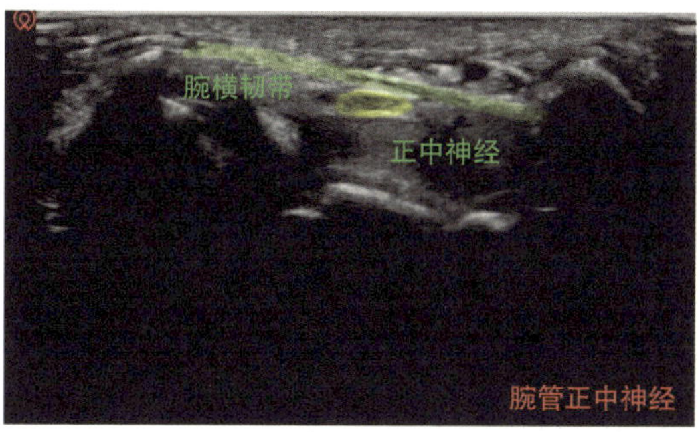

图 2-7-3-2　超声下正中神经阻滞示意图

3. 坐骨神经阻滞术

适应证：腰椎间盘突出伴坐骨神经痛、腰椎管狭窄、坐骨神经炎等。

操作：患者侧卧位，患侧在上，选用低频凸阵探头，横切置于坐骨结节与股骨大转子连线上，获取转子间坐骨神经影像。由外向内、平面内进针，针尖抵达臀大肌与股方肌之间的筋膜间隙、坐骨神经周围，回抽无血，注入适量药液。（见图 2-7-3-3）

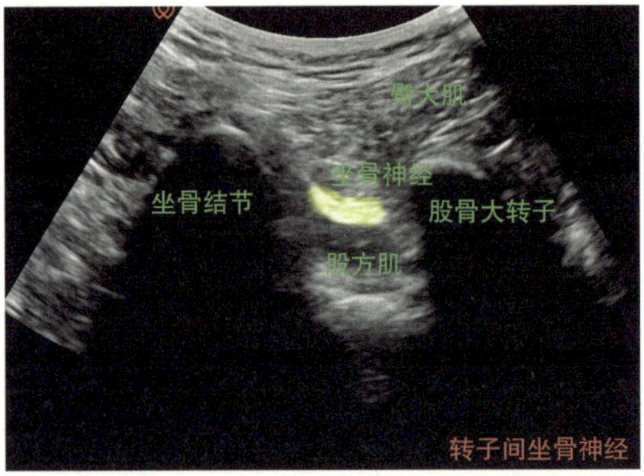

图 2-7-3-3　超声下坐骨神经阻滞示意图

4. **股神经阻滞术**

适应证：腰椎间盘突出伴神经根病、髋关节痛、股神经炎、产后大腿前疼痛等。

操作：患者仰卧位，患侧大腿轻度外展外旋，选用高频线阵探头，平行于腹股沟韧带放置于腹股沟韧带与腹股沟皱褶之间，获取股动脉、股神经影像，穿刺部位一般选择腹股沟韧带中点下方 1~2cm 处。由外向内、平面内进针，针尖穿过髂筋膜抵达股神经周围，回抽无血，注入适量药液。（见图 2-7-3-4）

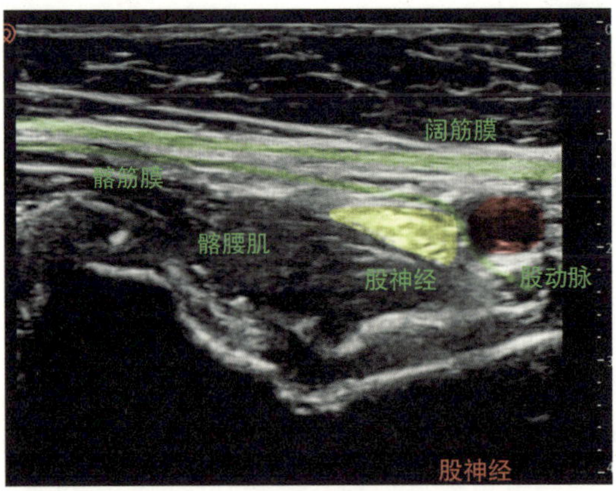

图 2-7-3-4　超声下股神经阻滞示意图

5. **腓总神经阻滞术**

适应证：腰椎间盘突出伴神经根病、膝骨关节病、小腿外侧肌筋膜疼痛等。

操作：患者侧卧位，患侧在上，选用高频线阵探头，横切放置于腘窝处，获取腘动脉、胫神经、腓总神经影像。由外向内、平面内进针，针尖抵达腓总神经周围，回抽无血，注入适量药液。(见图 2-7-3-5)

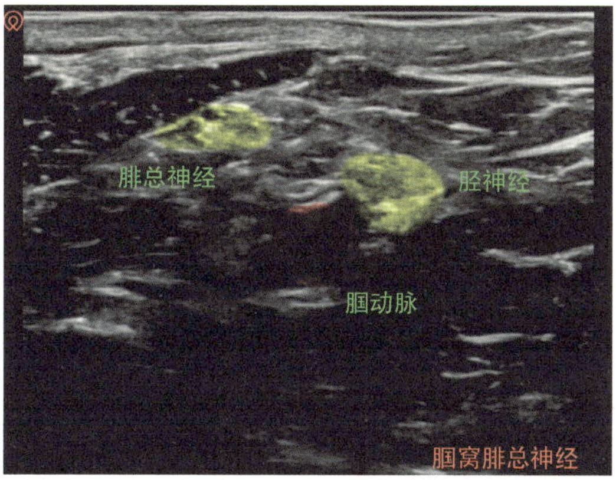

图 2-7-3-5　超声下腓总神经阻滞示意图

第三篇

疾病篇

第一节 神经根型颈椎病

神经根型颈椎病占所有颈椎病的60%左右。主要是由于颈椎骨性老化、肌肉韧带松弛肥厚、骨赘增生、椎间盘突出、椎间序列异常等，导致单侧或双侧颈部脊神经根受到压迫，进而引起如颈肩痛、手麻、肌力下降等症状的疾病。

【治疗方案】

1. **一般治疗** 减少久坐伏案时间，避免过度劳累，尤其是颈部负重活动。给予消炎镇痛药（如非甾体抗炎药，如塞来昔布），营养神经药物（如甲钴胺），活血化瘀、行气止痛中药等。

2. **颈椎牵引** 根据体重、年龄，选取合适的牵引力及牵引时间。

3. **颈椎四步手法** 详见第二篇第六章第二节。

4. **针灸** “颈四针”（见第二篇第一章“星状神经刺激术”），对颈椎旁臂丛神经，即颈3、4、5、6神经前支针刺刺激，可加艾灸。

5. **注射** “颈四针”（见第二篇第二章相关内容），根性疼痛剧烈者，对颈椎旁臂丛神经，即颈3、4、5、6神经前支循行区域点状注射，每点注射混合药液1ml左右（药物：曲安奈德10mg、1%罗哌卡因1ml，加注射用水至5ml；或用活血化瘀、行气止痛类中药针剂）。

6. **针刀** “颈四针”，颈背部疼痛触发点，僵硬条索样点。对病程长，伴肌筋膜疼痛者适用。

治疗神经根型颈椎病，临床常将“颈四针”和颈椎四步手法结合使用。病程短，疼痛评分低于5分者，针刺加手法；疼痛剧烈，注射加手法；疼痛日久伴筋膜僵硬，有疼痛触发点者，针刀加手法。

7. **运动处方** ①耸肩、挺胸、收肩胛训练，每日早晚各1次，每次10分钟，恢复颈前倾及颈枕角度；②俯卧撑或平板支撑早晚各1次，每次5分钟，以增强脊柱肌力。

【案例】

杨某，男，45岁，住成都肖家河。初诊时间：2018年3月19日。

主诉：左上肢疼痛麻木3个月。

现病史：3个月前无明显诱因突然开始左上肢疼痛麻木，伴有左肩背疼痛难忍，左侧偏头症状加重。MRI检查示“C_6/C_7椎间盘左侧突出”，于当地社区行针灸、牵引等治疗，疗效欠佳，本市一三甲医院建议手术。

专科查体：舌红苔白，脉弦。头颈右侧偏歪畸形，颈曲后弓侧弯，左侧颈肩部软组织紧张压痛，C_3—C_7 左侧椎旁肌、斜角肌间沟压痛。左上肢拇、食指感觉减退，夹纸试验、左椎间孔挤压试验、旋颈试验、左侧臂丛牵拉试验阳性。余病理征阴性。

辅助检查：颈椎 MRI（2018 年 3 月 14 日）示 C_6/C_7 椎间盘突出，C_6、C_7 椎体终板炎。

中医诊断：项痹病；气滞血瘀。

西医诊断：神经根型颈椎病。

治疗：予“颈四针”电针及颈椎四步手法。

治疗后患者诉颈项部疼痛明显缓解，左上肢麻木明显减轻。次日继续原方案治疗，连续 7 天，诸症基本消失。出院后半月、3 个月时我科电话回访，患者诉无反复，嘱其注意生活姿势，定期到医院复诊。

按：该患者为中年男性，病程短，由于长期低头伏案，使得颈椎退变、后弓，椎间隙缩小，椎旁肌、斜角肌间沟挛缩致神经嵌压等，为筋骨劳伤、气滞血瘀。用斜角肌间沟电针刺激臂丛神经，缓解肌肉痉挛、调节神经功能，再以手法理顺关节序列，增大椎间隙，缓解椎间连接组织痉挛，达到“骨正筋柔，气血自流”的功效。如患者疼痛剧烈，可以行“颈四针”注射，每点注射药液约 1ml，可达立竿见影之效。

第二节　椎动脉型颈椎病

因颈椎、颈部软组织退变老化导致以颈痛、头晕为主要症状的颈椎病。其主要病理机制是由于椎关节不稳、颈椎骨质增生、椎间盘突出、韧带松弛肥厚等，导致椎动脉、枕后筋膜或其支配的自主神经受到压迫或刺激，进而引起椎动脉折曲或狭窄，影响椎基底动脉的供血，从而发生颈痛、头晕等一系列症状。

【治疗方案】

1. **一般治疗**　休息，减少伏案工作时间，减少颈部运动；使用扩血管药物（如氟桂利嗪）、营养神经药物（如甲钴胺片）及止痛药物（如布洛芬缓释胶囊）等，以改善症状和缓解疼痛。

2. **颈椎牵引**　通过牵引拉伸颈椎，增大椎间隙，改善椎动脉供血。

3. **枕下三角十针**　双侧枕大神经点（天柱穴），枕小神经点（完骨穴），风池穴，哑门、风府穴，枕大神经出枕部点，见图 1-2-2-4。针灸、注射、针刀均以此选穴为主。

4. **颈椎四步手法**　详见第二篇第六章第二节。左侧或右侧卧位，松解颈椎侧面肌肉及侧向活动度；俯卧位，松解颈胸腰后侧肌群及脊柱前后活动度（整体观念在脊柱的体现）；坐位对颈胸椎做旋转拔伸手法，调整颈胸椎、寰枕、寰枢关节序列，松解关节周围肌肉筋膜。以上四步手法结合，从不同体位和角度对颈椎施以手法，共奏理筋整骨、骨正筋柔之功。

5. **运动处方**　①耸肩、挺胸、收肩胛训练，早晚各 1 次，每次 10 分钟，恢复颈前倾及颈枕角度；②俯卧撑或平板支撑早晚各 1 次，每次 5 分钟，增强脊柱肌力。

【案例】

何某，女，28 岁。初诊时间：2018 年 2 月 1 日。

主诉：颈痛头晕 3 年，加重 3 个月。

现病史：患者 3 年前无明显诱因突然开始颈痛头晕，伴恶心呕吐，患者为求治疗，在当地医院经针灸、理疗后症状无缓解。3 个月前症状加重，门诊医师以“椎动脉型颈椎病”收住我科。

既往史：10 年前行甲状腺瘤切除术，5 年前行剖宫产术，余无特殊。

专科检查：头颈无明显偏歪畸形，颈椎生理曲度变浅，颈枕角增大，颈枕区僵硬挛缩、压痛，病理征阴性。

辅助检查：颈椎 MRI 示颈椎轻度退变。

中医诊断：项痹病；气滞血瘀。

西医诊断：椎动脉型颈椎病。

治疗：

（1）颈椎四步手法：详见第二篇第六章第二节。

（2）枕下三角十针针刀松解治疗：①乳突后缘，枕小神经出口点（约完骨穴）；②枕后颈棘肌枕骨附着点外上缘，枕大神经点（约天柱穴）；③前两点的连线中点下（约风池穴）；④枕大神经出头棘肌筋膜枕骨附着点；⑤哑门、风府穴。双侧共十穴。局部浸润麻醉后，直径 0.8mm 针刀垂直刺入，突破挛缩筋膜有落空感后退针，调整针向再次进针 1~2 针，至针下筋膜松弛空虚止，余同。

患者术后即感症状明显缓解，眼睛明亮，头脑清晰。后续针刺和手法，

1日1次,连续7天后出院。出院后半月、3个月随访无复发。

按:本患者长期工作、生活姿势不良引起颈曲变直,颈枕角增大,枕后肌筋膜挛缩僵硬,导致寰枕、寰枢关节紊乱,椎动脉血循环障碍,交感神经受刺激,故以小针刀松解枕下挛缩筋膜,加用四步手法调节颈椎序列,松解椎间关节韧带,理顺气血,达到标本兼治的功效。

第三节 粘连性肩关节囊炎

又称肩关节周围炎。发病机制复杂,为肩部盂肱关节骨性退变、增生,软骨磨损,肩周软组织如肌腱、韧带、滑囊退变老化或炎症,以及风湿病、糖尿病等因素导致的以疼痛和功能障碍为主要症状的疾病。

【治疗方案】

1. **一般治疗** 初期应注意休息,减少肩部活动,避免进一步损伤。口服非甾体抗炎药,如布洛芬、塞来昔布等,以及活血化瘀、祛风止痛中药,可缓解症状。

2. **电针** 颈四针(见第二篇第一章“星状神经刺激术”)、肩四针(肩髃、肩髎、肩前、臑俞)。

3. **肩关节四步手法**

(1)拨:拨肩周肌群、盂肱关节囊3遍至松弛。

(2)错:患者侧卧,术者耸肩屈肘,用前臂尺骨上段平放于盂肱关节间隙,下压肱骨头,使盂肱关节错缝,松弛关节囊,增大关节活动度。

(3)牵:术者双手紧握患者尺桡下端、腕上部,轴向拔伸牵引片刻,再行抖法松解、放松盂肱关节囊(3遍)。

(4)扳:一手抵住腋窝,一手扶住肘部,行肩关节前、外、后侧极限抗阻扳法;患者屈肘,术者一手握住患者上臂,一手握住患者前臂,使肱骨呈轴向旋转,松解粘连关节囊及周围组织。

4. **肩三步联合疗法** 肩周炎症状缠绵反复,治疗方法多,疗程长,效果差,我们在临床中摸索出三联法治疗肩周炎。

(1)注射:神经干穴位注射,阻滞肩部相应神经,松弛肌肉张力,阻滞疼痛传导,对局部炎性组织有明显改善,并为下一步针刀加手法提供条件。操作:颈四针之第1、2针(C_5、C_6神经前支附近),有异样放射感后稍回,回抽无血可注射;肩四针抵至关节囊多向注射。药物组成:曲安奈德10mg,1%罗哌卡因

2ml,加生理盐水至 5ml,每穴注射不超过 1ml,共注射 6 个点。

(2)针刀:松解盂肱关节囊粘连。操作:肩四针达关节囊后多向提插数次至针下松弛。

(3)肩关节四步手法:在前两步治疗后,行以盂肱关节错缝术为主的肩关节四步手法,对盂肱关节错缝松解,并带动关节周围组织松解。达到"筋骨并重、骨正筋柔"之功。

5. **可视化治疗** 超声引导下行以上部位注射、针刀松解。

6. **运动处方**

(1)主动运动:上举、内外旋、摸头、摸背、拉绳、吊杠、爬墙等运动。主动加强肩关节活动范围,防止血栓形成及肌肉萎缩、骨质疏松等。

(2)被动运动:治疗师协助上举、后伸、旋转等训练。

【案例】

徐某,女,56 岁。初诊时间:2022 年 1 月 5 日。

主诉:右肩疼痛伴活动受限 4 个月余,加重 1 周。

现病史:患者 4 个月前无明显诱因右肩肿胀疼痛、活动受限,至当地医院拍摄右肩 X 线片未见异常,自行外敷膏药疼痛稍缓解。1 周前因天气变化右肩疼痛加重伴明显活动受限,休息后无缓解,患者为求进一步治疗来我院就诊。

专科查体:舌质暗红,苔薄白,脉弦细。右肩三角肌萎缩;右肱骨结节间沟及右肩三角肌前束压痛。右肩活动明显受限,前屈上举 100°,外展 75°,内收 20°,内旋 15°,外旋 10°;后伸摸背拇指达 L_5 棘突水平。右肩疼痛弧无法完成,撞击征无法完成,梳头试验阳性,搭肩试验阳性,肱二头肌抗阻力试验阳性,病理征阴性。

辅助检查:MRI 示右肩盂肱关节粘连。

中医诊断:漏肩风;气滞血瘀、风寒痹阻证。

西医诊断:粘连性肩关节囊炎(右)。

治疗:①颈四针、肩四针注射;②肩四针(肩前、肩髃、肩髎、臑俞)针刀松解;③肩关节四步手法。

术后,患者右肩关节活动度较前明显改善,右肩活动度前屈上举 170°,外展 130°,内收 35°,内旋 35°,后伸摸背拇指达 T_{10} 棘突水平。术毕安返病房,后以肩四针电针、肩关节四步手法每日 1 次,7 天后出院。出院后半月、3 个月我科电话回访，诉无反复，嘱其注意生活姿势，定期到医院复诊。

按：该患者为中老年女性，右肩疼痛伴活动受限4个月余，病程长，右肩关节粘连，为筋骨劳伤、气滞血瘀，用斜角肌间沟穴位注射刺激臂丛神经及解除右肩部肌肉痉挛、阻滞肩部痛觉传导，针刀松解关节囊，再以郑氏伤科肩关节四步手法理顺关节序列，增大肩关节活动范围，达到舒筋理气、分筋正骨的功效。

第四节 腰椎间盘突出症

本病由于腰椎骨性退变，肌肉韧带松弛、肥厚，椎间盘退变老化，在外力作用下，致使其纤维环破裂，髓核组织从破裂之处突出（或脱出）至后方或椎管内，导致相邻脊神经根遭受刺激或压迫，从而产生腰痛、一侧或双下肢麻木疼痛等一系列临床症状。

【治疗方案】

1. **一般治疗** 卧床休息，使用非甾体抗炎药缓解疼痛，营养神经药物促进神经功能恢复，或中药活血化瘀、行气止痛。

2. **牵引理疗** 推拿、热敷、中频电刺激等，有助于缓解肌肉紧张，改善局部血液循环。

3. **腰椎五步手法** 详见第二篇第六章“脊柱五步手法”，松弛腰部肌肉，整复腰椎小关节。

（1）揉：患者俯卧，腹部垫薄枕，减小腰椎前屈，揉的同时摇摆脊柱。

（2）拨：左手掌根压住右手手背，双手下压点揉椎旁肌、华佗夹脊穴，行拨法同时摇摆脊柱。

（3）压：术者身体前倾，双手交叉置于脊柱上下段或重叠，耸肩伸肘，利用身体重心垂直下压脊柱，往往有紊乱的腰椎复位的咔嚓音。

（4）扳（侧卧位斜扳法）：在行前法后腰椎已经松弛的基础上，旋转扳腰椎，恢复腰椎序列，错开腰椎间隙从而缓解椎间盘和腰骶神经根受挤压状态。

（5）牵：拉伸椎间隙，松弛椎旁肌肉关节，增大椎间孔，缓解神经受挤压状态。

4. **注射** “腰四针”：①L_3、L_4椎间孔外口，第4腰神经前支出口；②L_4、L_5椎间孔外口，第5腰神经前支出口；③L_5、S_1椎间孔外口，第1骶神经前支出口；④秩边穴（梨状肌下孔，坐骨神经出骨盆处）。药物：曲安奈德 10mg、1% 罗哌卡因 1ml，加注射用水至 5ml，其中罗哌卡因用量可增至 2ml。

注射方法：俯卧，腹部垫枕，于突出节段相应棘突下旁开 3~4cm 进针，针尖略向内，达到椎旁小关节后注射少量药液，再通过小关节外侧，针尖向椎体方向探索进针，滑入椎间孔旁，腰神经根前支附近，至相应区域出现放射或者异样感时稍回撤，回抽无血液或脑脊液，缓慢推药（注意勿刺入神经或将药物注射进神经干，造成不可逆的神经损伤）。

5. **针刀** “腰四针”，腰部疼痛触发点，经穴如环跳、承扶、委中等。针刀探索式进针，得针下落空感止，可用钝针行椎旁神经刺激。

6. **运动处方** ①引体向上、撑桌悬空：利用自重牵引。②俯卧撑或平板支撑：锻炼腰腹部肌群，增加脊柱稳定性。

7. **注意事项**

（1）巨大型、游离型腰椎间盘突出伴椎管狭窄、腰椎肿瘤、腰椎感染等病情较重者，有明显神经受损、有手术适应证者，禁用手法治疗。

（2）体表皮肤破损、溃烂或皮肤病患者，有出血倾向的血液病患者，禁用或慎用针刀等侵入性治疗。

【案例】

董某，女，59 岁。入院时间：2018 年 3 月 7 日。

主诉：反复腰部疼痛伴右下肢麻木疼痛 6 个月余。

现病史：患者 6 个月前因长时间弯腰做家务出现腰部疼痛，活动受限，伴右下肢疼痛麻木，当地医院 CT 示腰椎间盘突出（L_4/L_5，L_5/S_1 右侧），针灸按摩疗效欠佳，当地医院建议手术治疗，患者为求保守治疗来我院。

专科检查：舌质暗红，苔薄白，脉弦细。腰椎生理曲度变直，双侧腰肌僵硬，弥漫轻压痛；L_3/L_4、L_4/L_5、L_5/S_1 椎旁、棘间韧带处压痛、叩痛；双侧 L_3、L_4 横突尖处压痛；腰部活动稍痛，右直腿抬高试验阳性；余病理征未引出。

辅助检查：腰椎 MRI 示腰椎间盘突出（L_4/L_5，L_5/S_1 右侧）。

中医诊断：腰痛病；气滞血瘀证。

西医诊断：腰椎间盘突出症（L_4/L_5，L_5/S_1）。

治疗：

（1）“腰四针”电针：第 1 点位于 L_3/L_4 椎间孔区域；第 2 点位于 L_4/L_5 椎间孔区域；第 3 点位于 L_5/S_1 椎间孔区域；第 4 点为秩边穴。

（2）“腰椎五步手法”术后患者即感轻松。后每日 1 次。

（3）第 4 天：患者诉腰部疼痛好转，但右下肢仍旧疼痛麻木，局部按压僵硬挛缩和条索样变。予“腰四针”针刀松解：局部浸润麻醉后，垂直进针突破筋膜得落空感后，退针向尾侧调整方向，探索式进针达椎间孔旁，对骶丛前支神经根进行刺激，有放射样异感后拔针；再从棘突旁进针，行黄韧带松解减压后拔针。无菌纱布覆盖针眼。术后起床症状即刻有较大幅度改善。后续电针加手法治疗，每日 1 次，10 天后出院。

出院后半月、3 个月回访无明显腰痛症状，唯久坐腰骶酸胀不适。

按：腰椎间盘突出症的突出节段多为 L_4/L_5、L_5/S_1，我们在其神经出、入口处，椎管内外予以针刀松解和神经刺激，可以缓解压迫，启动体内镇痛系统，加上腰椎五步手法，可以进一步缓解肌肉痉挛粘连，恢复脊柱力学平衡，增加椎间隙，扩大椎间孔，取得“经络疏通、骨正筋柔”的功效。

第五节　膝关节退行性骨关节病

因膝关节局部关节软骨退变、骨质丢失、关节边缘骨赘形成、关节周围软组织老化变性、关节畸形等病理因素导致的以疼痛肿胀、功能障碍、晚期关节畸形等为主要症状的疾病。病因有年龄增长、过度劳动、肥胖、遗传发育、运动损伤、代谢性疾病等。

【治疗方案】

1. **一般治疗**　控制体重，避免过度运动及劳动，防寒保暖，及时补充钙、维生素 D 及其他微量元素。药物包括非甾体抗炎药、软骨保护剂、糖皮质激素及补肝肾、强筋骨中药等。非甾体抗炎药可以减轻疼痛、减少炎症反应，但长期使用需注意其副作用；软骨保护剂如氨基葡萄糖可以促进软骨修复和再生；适量糖皮质激素适用于疼痛严重且其他药物治疗无效者。

2. **手法**　仰卧位，双腿平放，取“膝六针”（膝眼三角）、“膝六部”（内外侧股胫间隙、髌股间隙、脂肪垫，详见第一篇第二章第四节），加足三里、阳陵泉、梁丘、血海、太溪、昆仑、阿是穴手指点穴至松弛。屈伸运动及内外侧扳法拉伸，静力牵引膝关节至松弛。

3. **针灸**　主穴见上，可留针，或加艾灸。

4. **针刀**　针对病程较久、关节周围组织僵硬、关节功能受限、痛点局限、局部粘连明显等情形可用针刀松解。

（1）定点：同针刺选穴，加疼痛触发点，挛缩、僵硬点，以痛为腧。

（2）操作：消毒铺巾，戴无菌手套，局部浸润麻醉。选取直径 0.8mm 小针刀，垂直皮肤刺入，刀口线顺肌束方向，穿透筋膜层得落空感止，提针至皮下，同法多向穿刺至针下松弛止。无菌敷料覆盖，冰袋压迫休息 60 分钟。病灶浅表、粘连明显者可选用双刃针平面划拨术。

5. **关节腔内注射** 常规消毒后行膝关节穿刺，抽吸至无液出止，注入玻璃酸钠或糖皮质激素药液，无菌敷料覆盖创面。

6. **运动处方** 在专业指导下行膝关节周围肌肉力量训练，尤其是股四头肌的力量训练，以维持关节稳定。

【案例】

孟某，女，70 岁。初诊时间：2017 年 7 月 3 日。

主诉：双膝疼痛半年，加重 3 个月。

现病史：半年前患者双膝疼痛，劳累加重。3 个月前双膝疼痛加重，并伴上下楼、起蹲困难，经省人民医院检查诊断为“双膝退行性骨关节病”并予以药物口服（具体不详），症状缓解不明显。患者为求系统治疗入住我科。

专科查体：双膝关节轻度外翻畸形，双膝肿胀，双膝内、外侧胫股关节间隙、髌下脂肪垫肿胀压痛，磨髌试验阳性，前抽屉试验、后抽屉试验阴性，侧扳应力试验阳性，脂肪垫挤压试验阳性，病理征阴性。

辅助检查：MRI 显示双膝髌骨软化；腓肠肌外侧滑囊炎并膝关节游离体；髌上囊少量积液，滑膜增生。

中医诊断：膝痹；寒凝血瘀、肝肾亏虚证。

西医诊断：双膝退行性骨关节病。

治疗：

（1）“膝六部”“膝六针”电针。

（2）关节松动术：内外侧髌下脂肪垫、髌股关节、内外侧股胫间隙点揉拨，牵拉拔伸，症状明显缓解。

（3）针刀：第 6 天，患者诉双膝疼痛有所减轻，夜间睡眠好转，但髌下脂肪垫、内外侧髌股关节僵硬挛缩，行双膝“膝六部”“膝六针”小针刀治疗。术毕安返病房。

第 11 天诉双膝部疼痛明显好转，疼痛大部分消失，活动改善，出院。随后半月、3 个月我科电话回访，诉较入院前大幅好转。嘱其注意减少行走，必要时扶拐，定期到医院复诊。

按：“膝六部”：双膝眼、内外侧股胫间隙、内外侧髌股间隙，共六穴。外膝眼又称犊鼻穴，为足阳明胃经穴，能疏经理气、祛风除湿；内膝眼为经外奇穴，主治膝痛；内外侧股胫间隙、髌股间隙为局部阿是穴，根据“以痛为腧”的取穴原则，能理气止痛。诸穴合用，可祛风湿、利关节、止痹痛。

“膝六针”：①髌韧带与胫骨内侧夹角；②髌韧带与髌骨内侧夹角；③内侧股胫间隙夹角；④髌韧带与胫骨外侧夹角；⑤髌韧带与髌骨外侧夹角；⑥外侧股胫间隙夹角。针刀医学认为，膝关节病根本原因在于膝关节退化、内部力平衡失调，导致关节周围软组织痉挛、粘连、牵拉，而针刀治疗着力于对膝关节内部高应力点的松解，减轻周围粘连的肌腱、韧带、关节囊压力，减轻膝周关节囊压力，恢复力学平衡。针刺后检测膝关节液中与软骨代谢相关的Ⅱ型胶原螺旋肽（HELIX-Ⅱ）和透明质酸（HA）含量，HELIX-Ⅱ明显降低、HA 明显升高，提示针刀治疗延缓了膝关节软骨退变。

第六节　狭窄性腱鞘炎

狭窄性腱鞘炎，常发生于手指及手腕，发生于手指并产生弹响卡压的，又称弹响指或扳机指，是一种常见的腱鞘疾病。该病主要发生在桡骨茎突，腕伸肌腱鞘、屈指肌腱鞘等处。由于急性损伤、慢性劳损、炎性增生、风湿病、先天发育等因素导致肌腱滑动异常而出现疼痛、僵硬、活动受限、卡压弹响等症状。

【治疗方案】

1. **一般治疗**　炎症急性期制动休息或减少活动，可用非甾体抗炎药缓解疼痛，或用活血化瘀、行气止痛、补益肝肾等中药治疗，以及中西外用药贴敷。

2. **物理治疗**　包括冰敷、超声波、微波等。

3. **封闭治疗**　鞘内封闭（曲安奈德 10mg、1% 罗哌卡因 1~2ml，加生理盐水至 3~5ml）。

4. **双刃针平面划拨术**　在鞘内注射后鞘管扩张充盈的基础上行平面划拨松解，有条件的可开展超声可视化下松解。

5. **运动处方**　反向拉伸肌腱、筋膜，减少张力。

【案例】

案例 1

杨某，女，52岁。初诊时间：2018年4月10日。

主诉：右手拇指疼痛受限2个月。

现病史：患者2个月前无明显诱因出现右手拇指疼痛伴活动障碍，于当地医院就诊，诊断为“右手拇指屈指肌腱腱鞘炎”，经外敷膏药治疗，效果不佳，封闭治疗2次后仍有反复，至我院就诊。

专科查体：舌淡苔白，脉弦。右手拇指屈曲畸形，掌指关节屈肌腱处压痛，屈伸受限，屈伸时“弹响”。

辅助检查：彩超显示右手拇指屈指肌腱腱鞘炎改变。

中医诊断：伤筋病；气虚血瘀证。

西医诊断：屈指肌腱狭窄性腱鞘炎（右拇指）。

治疗：双刃针平面划拨松解术。

（1）定点：仰卧位，手掌平放于治疗台上。检查屈指肌腱腱鞘起始点：右手拇指掌指关节横纹正中近缘触及压痛、硬结及条索样肿胀，嘱其屈伸掌指关节，在有滑动的轨迹正中，用记号笔标定。

（2）操作：术前常规消毒，铺无菌单。患指伸展并固定。注射器抽取2%利多卡因注射液1~3ml，锐缘顺腱鞘方向，定点处进针注射少量药液，逐步浸润至腱鞘内，得落空感后注药，使药液沿鞘管扩散，略停，待麻醉生效后，双刃针垂直进入，有抵触感止，抵住控制器，以进针点皮肤为支点，顺肌腱方向划拨，同时让患指向划拨的反方向屈伸，有嚓嚓样切割感后屈伸患指，活动自如则提示松解成功，若深度不够，可下压针，利用组织弹性做微小深入划拨，至松解彻底。最后使挛缩腱鞘、A1滑车切割松解成功后压迫针眼两端鞘管，至无淤血、鞘液流出后用敷料包扎，制动、术区忌水3天。术后症状立即消失。半月、3个月电话随访无复发。

按：屈指肌腱狭窄性腱鞘炎又称“弹响指”或“扳机指”，以拇指最为多见，封闭疗法是治疗该病的常规方法。部分患者因长期保守、封闭治疗无效选择手术治疗而形成瘢痕、功能障碍。作者20余年来，应用平面划拨术治疗此病，基本上可达一次治愈、无复发。现代解剖学认为该病发病原因有两方面：一是肌腱和腱鞘的解剖结构，腱鞘和指骨形成了弹性极小的“骨纤维性隧道”，这个“骨纤维性隧道”像套管一样套在肌腱上，正常肌肉活动时，肌腱可以在套管内自由滑动，目前有研究认为病变局部的骨性突起也加大了肌腱与骨的摩擦，容易造成局部腱鞘、骨膜充血水肿，形成局部狭窄；二是长期反复的活动引起肌腱与腱鞘过度摩擦，使腱鞘局部充血、水肿、增厚，从而造成腱鞘局部狭窄，卡压肌腱。狭窄性腱鞘炎常发生于屈指肌腱处。双斜刃松解针平面划拨术可快速、彻底松解狭窄、挛缩的腱鞘，较封闭、平刃小针刀、外科手术治疗，具有起效快（即时）、治愈率高、操作简便、费用低廉的特点，也能避免手术及术后瘢痕粘连。

案例2

曾某，女，1岁10月。初诊时间：2022年1月4日。

主诉：右拇指屈曲、畸形1年余。

现病史：患者无明显诱因右拇指出现屈曲畸形，活动受限，当地医院诊断为先天性屈指肌腱狭窄性腱鞘炎，建议全麻下行外科切开手术，家属考虑孩子小，全麻风险和术后瘢痕，拒绝手术，遂到我门诊就诊。

专科查体：右拇指屈曲畸形。手掌面患指掌骨头处可触及一结节状物，主被动屈伸均受限，关节僵硬。

辅助检查：浅表彩色多普勒超声提示右手拇指屈指肌腱腱鞘炎。

中医诊断：伤筋病；气滞血瘀证。

西医诊断：先天性屈指肌腱狭窄性腱鞘炎（右拇指）。

治疗：治则为松筋解结。局麻后采用1ml皮试针进行鞘内麻醉扩张鞘管，余法同上。

按：小儿拇指屈指肌腱腱鞘炎，是小儿特有的获得性畸形，危害在于长期屈曲挛缩易造成掌指关节过伸半脱位，甚至影响拇指的正常生长发育。在1岁儿童中发病率为3.3‰，患儿的就诊年龄通常在2岁左右。小儿狭窄性腱鞘炎不同于成人，研究表明其主要原因在于先天性屈指肌腱腱鞘透明变性增厚，胶原纤维排列紊乱；或是由胎生期拇长屈肌腱外形畸变造成；也可能是因籽骨肥大或韧带肥厚造成；最新研究表明拇长屈肌腱狭窄性腱鞘炎患儿拇长屈肌腱增大导致与A1滑车不匹配，造成卡压。手术主要方法为切开或部分切除狭窄腱鞘及肌腱成形，术后给予适当外固定及康复训练。争议在于手术及麻醉风险、术后瘢痕粘连。双刃针模拟手术刀，以针眼为入口，进行平面划拨，在松解狭窄滑车韧带时，不伤及肌腱。

第七节 足底筋膜炎

足底筋膜是维持人体直立和足弓结构的筋膜组织，足底筋膜炎，又称跖筋膜炎，是一种因急性外伤、慢性劳损、体型肥胖、足弓畸形、风湿病等因素导致的以足底筋膜肿胀疼痛、行走困难为主要症状的疾病。

【治疗方案】

1. **一般治疗** 控制体重，避免久站久行，穿合适的鞋子，初期疼痛可用非甾体抗炎药缓解疼痛，或用活血化瘀、行气止痛、补益肝肾等中药及中西外用药贴敷治疗。

2. **物理治疗** 热敷、冰敷、超声波、冲击波等。

3. **针灸** ①足底疼痛触发点；②跟骨底正中；③跟骨底内前缘；④跟骨底前缘正中。以及肾俞、委中、昆仑及阿是穴，病程长者可加艾灸。

4. **注射** ①位置如上；②药物组成：曲安奈德 10mg、1% 罗哌卡因 1~2ml，加生理盐水至 3~5ml。

5. **双刃针平面划拨术** 患者俯卧，足底朝上，定位消毒后，可先注射或局麻，彩超引导下痛点进针，顺足底屈肌腱方向摇动针尾，逐层平面松解筋膜至针下松弛止，拔针后纱布包扎，忌水 7 天。或用针刀提插松解。

6. **运动处方** 拉伸腓肠肌及足底筋膜，伸膝勾足，维持至力竭后放松片刻再重复；弓字马步；下蹲拉伸。

第八节 青少年特发性脊柱侧弯

脊柱侧弯可分为先天性、神经 - 肌源性、特发性三类，其中特发性约占 85%。特发性脊柱侧弯是指脊柱有侧弯及旋转畸形，而无任何先天性脊柱异常或合并有神经肌肉或骨骼疾病，是最常见的结构性脊柱侧弯。通常认为代谢不均匀导致应力负荷不对称，继而引起椎旁组织不对称是诱发本病的直接原因。近年来，中医传统疗法治疗青少年脊柱侧弯取得了一定的进展，尤其是手法治疗，对患者脊柱整体生理平衡的恢复起到了良好的作用。

【治疗方案】

1. **脊柱五步手法** 见第二篇第六章第四节。

2. **定点复位法**

（1）颈椎：患者坐位，术者立其侧后方，一手屈肘托住患者下颌部提牵，另一手拇指顶住颈椎侧凸部推顶，双手同时用力，拇指下有轻微滑动感，也可听到关节弹响声，缓缓使头恢复中立位。

（2）胸椎：患者站立位，双脚分开与肩同宽，双手置于枕后，术者立其后方，丁字步站定，一腿向前，双手托其枕部，术者将一大小约 3cm×4cm×5cm 的棉垫置于胸椎侧凸处，以术者前胸抵住棉垫，令患者后仰并吸气，双手同时用力上提听到弹响声，结束操作。

（3）腰椎：患者坐位，双手交叉扶枕骨，术者坐其后方，根据脊柱全长片显示的侧凸点，如右侧突，以左手拇指指腹抵住侧凸顶点，右手从患者上臂前绕颈后，向右前方旋转并向右侧拉伸，左手反向旋推形成交叉剪力，双手交叉用力，指下有轻微错动感，或听到弹响声即可。

手法操作 1 周 2 次，10 次为 1 个疗程，观察期 3 个月。

3. **运动处方**

（1）仰卧拱桥：仰卧位，两臂平放于身体两侧，双臂双脚撑床，双膝屈曲，臀部向上抬，并保持数秒不动，然后放下。

（2）仰卧抱腿：仰卧位，两臂与身体垂直保持 90°，两臂向上抬起带动上半身抬起，同时左腿屈膝，右腿伸直，努力用双臂抱紧左膝，上半身卷曲使左膝向胸前靠拢，同时感受腹直肌及腹外斜肌的卷曲。完成该动作后恢复起始位，再进行右腿的训练。

（3）仰卧举腿：仰卧位，两臂自然水平放于身体两侧，双腿同时向上抬到约 30° 的位置，保持数秒不动，放下。

（4）侧桥：侧卧位，以同侧的手肘及脚作为支点，将身体撑起，保持躯体及头处于正直位，保持数秒不动。

（5）俯卧撑起：俯卧位，肘部屈曲，两手掌扶于瑜伽垫，然后伸直肘关节将上半身撑起，头努力向后仰且保持下半身不离开瑜伽垫，保持头后仰并且腰后伸的动作数秒，整个过程中下肢伸直，然后回到起始动作。

（6）躯干平板练习：肩膀和肘关节成 90°，躯干伸直，头部和肩部、胯部、踝部尽量保持在同一水平面，腹肌发力，脊椎延长，眼睛看向地面，保持均匀呼吸，至少维持动作 30 秒。

（7）俯卧背飞：俯卧位，双上肢、双下肢举起，离开瑜伽垫，头部努力向后仰，保持数秒不动，回归原位。

以上动作每个10次为1组，每次练习1~3组，每天练习2次。练习强度以身体耐受，不感到明显疼痛为主。

4. 注意

（1）行颈胸关节错缝术时，患者全身肌肉应松弛，不可对抗用力。

（2）手法宜轻柔，严防用力过猛，切忌过度追求关节弹响声。

（3）力量、力距须因人因部位而异，不能超过胸椎关节的生理活动范围太过，按压脊柱时，不可强求弹响声。

（4）患者过饥、过饱、疲劳、精神过度紧张时，不宜立即进行治疗。

（5）手法操作定位要准确。

第九节 髂腰肌劳损

髂腰肌劳损患者疼痛部位主要分布于患侧腹股沟及股骨小转子附近，并伴有患侧腰部肌肉酸痛，严重者可表现为患侧股骨小转子附近、腹股沟区、髂腰部疼痛，甚至可有患侧大腿前或外侧放射性麻木疼痛，是下交叉综合征的重要病理基础。

【治疗方案】

1. 针刺 ①L_3—L_5横突尖、椎体旁；②僵硬、压痛的髂腰肌束；③股骨小转子（腹股沟内侧端下缘骨突，臀横纹内侧下缘骨突）。

2. 针刀 定位同针刺。操作：常规消毒铺巾，戴无菌手套，2%利多卡因对病变部位进行局部浸润麻醉，选取5号、直径0.8mm小针刀，在标记好的进针点处垂直皮面刺入，刀口线与肌束、筋膜、神经和血管走向平行。针刀刺入皮肤及皮下组织后，垂直进针，待针下有穿透筋膜的落空感后，即提针至皮下，微调针向刺入，每点2次或3次不同方向刺入松解，至针下无阻力及周围组织松弛止。出针，压迫止血数分钟，创可贴或无菌敷料覆盖，冰袋压迫，术毕观察室休息60分钟。

3. 手法

（1）腰椎五步手法：见第二篇第六章第四节。

（2）髂腰肌手法：①患者取仰卧位，下肢自然伸直外旋，术者双手拇指并拢，顺髂腰肌束行揉拨术，由浅到深，由轻到重，反复操作3遍。②患者侧卧或俯卧，术者一手掌按住患者一侧臀后，另一手掌抱住患者同侧膝上缘，使髋后伸至阻力位，加大力量拉伸髂腰肌数次，至髂腰肌放松止。

每次操作大约 30 分钟，每周 2 次。

4. 运动处方

（1）弓字马步训练：患侧腿向后伸直，脚掌抓紧地面，健侧膝呈 90° 屈曲，双腿反向，拉伸髂腰肌，由轻到重，反复 10 遍，至髂腰肌放松。

（2）后拉伸训练：侧卧，患侧在上，后伸患腿，患侧手往后拉伸踝部，由轻到重，反复 10 遍，至髂腰肌放松。

每个动作 10 次 1 组，每次练习 2~3 组，1 日 1 次。

5. 注意

（1）明确病史及诊断，严格控制适应证、禁忌证。

（2）术者要求基础理论扎实，技术操作娴熟。

（3）针达病所、中病即止，切勿盲目深入及过度松解，以免周围组织过多损伤或发生意外。针法宜精，选穴宜简，为其修复创造最佳条件，做到最小创伤、最大松解。

（4）术者应严格遵守无菌操作技术，治疗室消毒，戴口罩、帽子和无菌手套，术区应常规消毒、铺无菌洞巾。

（5）严禁暴力手法操作造成二次伤害。

（6）患者过饥、过饱、疲劳、精神过度紧张时，不宜立即进行治疗。

（7）交代术后注意事项，嘱患者定期复诊，追踪随访。

第十节　产后耻骨联合分离

产后耻骨联合分离是指妊娠或产后女性耻骨联合间距超过生理范围并产生一系列症状的临床症候群，为临床最常见的产后骨盆损伤。轻症可保守治疗，分离巨大、症状严重的患者则需要手术治疗。本书中我们主要探讨产后耻骨联合分离轻症的保守治疗。

【治疗方案】

1. 手法

（1）腰椎五步手法（见前），放松腰骶关节及周围组织。

（2）臀部五指定位法，臀部肌肉松弛手法（见前），放松臀周肌群。

（3）耻骨联合复位：患者坐在床边，身体微向后仰，其右手捂在耻骨联合处。一助手在背后扶其后背，另一助手坐在患者旁边，双手分别扶住患者骨盆两侧。施术者面向患者，两手握住患者双足踝部，嘱患者双腿屈髋屈膝、双足跟并拢，两足跟靠近臀部。医者双手握住双足踝将患者两腿向前拉直时，嘱患者咳嗽，坐在患者旁边的助手同时双手用力挤压骨盆，使骨盆向内合拢，重复动作 3 次。

2. 运动处方

（1）仰卧位，双足并拢，双下肢伸直抬腿，每个半分钟，10 个 1 组，每次 1~2 组，1 日 1 次，锻炼腹部肌肉力量。

（2）侧卧位，下侧下肢屈髋屈膝，上侧下肢伸直，外展悬空保持半分钟，10 个 1 组，每次 1~2 组，1 日 1 次，锻炼臀部周围肌肉力量。

3. 骨盆支持带固定 手法及功能锻炼后用骨盆支持带固定，坚持 3 个月左右（视具体情况可适当延长佩戴时间）。

第十一节 产后骶髂关节错缝

骶髂关节面因外力造成微小移动并且不能自行复位，临床表现为不能负重、下腰痛、胯痛或坐骨神经痛等症状。产后妇女由于骨盆周围韧带松弛、哺乳姿势不良、身体虚弱等原因成为该病的好发人群，该病系中医学“产后腰痛”的一种。

【治疗方案】

1. 手法

（1）骶髂关节后错位（按骶扳髂法）：患者侧卧位，患侧在上，健侧在下，健侧屈髋屈膝，患侧下肢向后伸，术者立于其后，一手掌根部按住后错的髂后上棘，另一手握住患侧踝上部向后拉伸该侧髋关节至阻力位，嘱患者咳嗽，同时术者双手反向用顿挫力，一推一拉呈相反方向适当用力扳按，根据复位情况，可重复 2~3 次。此法亦可于俯卧位进行。

（2）骶髂关节前错位（屈膝屈髋压髋法）：患者仰卧位，患侧在床边，术者面对患者站于其患侧，一手握其小腿上端，另一手掌根压在患者健侧髂前上棘（或用叠成数层的毛巾垫在髂前上棘）。术者弓背弯腰把患侧膝髋屈曲至阻力位，以肩前抵紧自己握患者小腿的掌背，嘱患者咳嗽同时，双手顿挫力向下压 5°~10°,可有复位的顿挫感,根据复位情况,可重复 2~3 次。

2. **运动处方**

(1)仰卧位:双足并拢,双下肢伸直抬腿,每个半分钟,10 个 1 组,每次 1~2 组,1 日 1 次,锻炼腹部肌肉力量。

(2)侧卧位:下侧下肢屈髋屈膝,上侧下肢伸直,外展悬空保持半分钟,10 个 1 组,每次 1~2 组,1 日 1 次,锻炼臀部周围肌肉力量。

3. **骨盆支持带固定** 手法及功能锻炼后用骨盆支持带固定,坚持 3 个月左右(视具体情况可适当延长佩戴时间)。

第十二节 产后盆底肌松弛

盆底肌松弛是产后妇女常见的疾病,临床表现包括阴道松弛、盆腔脏器脱垂、性功能障碍、压力性尿失禁,严重影响患者的生活质量和健康。在妊娠期间,体内胎儿逐渐增大致使盆底肌压力逐渐增加,盆底肌张力减退,加之产道扩张、分娩、会阴手术等因素的影响,最终导致肌肉损伤加重,从而引起盆底肌松弛。

【治疗方案】

1. **针刺** 选穴:三焦俞、肾俞、大肠俞、关元俞、曲骨、会阴、长强、阴廉、血海、三阴交、阳陵泉。刺激隐神经、胫后神经、腓总神经,促进盆底肌收缩。

2. **穴位埋线** 选穴:同针刺点。操作:选好穴位后,消毒,2% 利多卡因局部浸润麻醉,用 9 号埋线针,针尖放入可吸收线,斜刺入皮肤超过线长度后,边推针芯,边退针套,使长线平行埋于皮下疏松组织中,操作结束后创可贴或无菌敷料覆盖针眼,1 月 1 次,连续治疗 5 次。

3. **手法**

(1)腰椎五步手法:详见第二篇第六章第四节。

(2)对抗屈腿收腹:患者仰卧位,双下肢伸直尽力并拢,患者收腹弯腰,术者双手握住患者双踝向外对抗外扳,维持半分钟后休息半分钟,反复 5~10 次,锻炼腹肌及会阴肌群力量。

(3)点穴:同针刺点。操作:手指或拳尖重刺激点揉,以患者耐受为度,每穴操作 1~2 分钟,隔日 1 次。

(4)耻骨联合分离复位手法:见本篇第十节。

4. **运动处方** ①平板支撑；②五点支撑；③收臀训练；④凯格尔训练。以上动作10次1组，每次2~3组，1日1次。

第十三节 产后盆腔疼痛

产后盆腔疼痛又叫产后盆腔肌筋膜疼痛，指腰、骶、臀、腿部的筋膜疼痛及肌肉僵硬，伴有高度敏感的肌筋膜触发点。妊娠期是女性身体尤其是肌肉骨骼发生巨大改变的一个特殊生理时期：身体重心后移，骨盆前倾加剧，脊柱过度前凸，腰背伸肌群处于持续性紧张收缩状态。盆腔肌筋膜受到长达数月的体位性负荷，肌纤维持久性紧张收缩甚至痉挛，压迫从中穿行的神经、血管、腔道，引起肌筋膜鞘内无菌性炎症渗出、肌筋膜损伤性瘢痕形成，致局部的肌筋膜触发点形成，再加上产时盆底肌筋膜、神经等组织的机械性损伤，产后损伤自我修复不佳，最终发展为产后盆腔疼痛。

【治疗方案】

1. **针刺** 在以下部位寻找疼痛触发点。

（1）前部肌群：如耻骨联合、腹直肌止点、腹股沟韧带、髂前上棘、缝匠肌、髂腰肌、耻骨肌、长收肌。

（2）大腿内上方：大腿内收肌群、股直肌。

（3）臀外侧：臀中肌、臀大肌、阔筋膜张肌、梨状肌区域、股方肌、坐骨结节区域。

（4）大腿外侧：股骨大转子、髂胫束。

（5）腰骶部：骶髂韧带、骶棘韧带、骶结节韧带。

（6）盆底耻尾肌、髂尾肌。

（7）关节：腰骶、骶髂、耻骨联合。

（8）经穴：如三焦俞、肾俞、大肠俞、关元俞、曲骨、会阴、长强、阴廉、血海、三阴交、阳陵泉等。

2. **注射** 定点同针刺点。操作：局部消毒后，取混合药液（曲安奈德10mg、1%罗哌卡因2ml，加灭菌注射用水至10ml，或维生素类药、活血行气中药制剂等），每穴注射1~2ml，1周1次。

3. **手法**

（1）骨盆摇晃术：患者俯卧位，双下肢伸直并拢，术者用一手按压患者腰骶部，另一手托住患者双膝抬高患者双下肢，让患者双下肢做顺时针或逆时针方向转动。一般顺时针、逆时针转动各3~5次。

（2）骶髂关节复位：见本篇第十一节。

4. **运动处方** ①平板支撑；②马步桩；③收臀；④拉伸（腰骶、臀部、腘绳肌、股内收肌群、髂腰肌、股直肌）。以上动作10次1组，每次2~3组，1日1次。

5. **骨盆支持带固定** 如果患者有骶髂、耻骨联合关节松弛，可用骨盆支持带，增强骨盆周围稳定性。

第十四节 产后腰腹痛

产后腰腹痛是指妇女在产褥期内出现腰骶部、腹部的疼痛及下肢的放射性疼痛、酸胀疼痛，伴有腰椎及臀部肌肉压痛、肌紧张，其发生率为50%~80%，治疗不及时可能引起乳汁减少、产后尿频。本病病程迁延，反复发作，甚至引起抑郁、焦虑等情志变化，严重影响患者生活质量。

【治疗方案】

1. **针刺** ①下腰六针：腰阳关、十七椎，双侧大肠俞、关元俞；②腰骶丛神经根前支刺激：L_1—L_5椎旁神经根出口，腰椎棘突间隙外侧3~3.5cm；③腰方肌"六针"：双侧L_3—L_5横突尖。

2. **注射** 定点：同针刺。操作：患者取俯卧位，腹部垫枕，选取混合药液（同上节），垂直注射到相应穴位，每穴注射药液1~3ml，每次注射2~8个点，每周1次。

3. **手法**

（1）腰椎五步手法：见第二篇第六章第四节。

（2）腰骶摇晃术：患者仰卧，双髋膝屈曲，患者双手交叉，抱住小腿上段，术者一手扶患者双膝，另一手掌贴骶尾部，反复屈曲腰骶关节。操作时用力要稳，摇晃幅度由小渐大，动作缓和，不能超过其生理活动范围。

（3）骶髂关节复位：见本篇第十一节。

4. **运动处方** ①俯卧撑（训练腰腹肌）；②平板支撑（训练腰腹肌）；③引体向上（胸背腰腹肌训练，脊柱整复）；④仰卧起坐（腹肌，髂腰肌训练）。

5. **骨盆支持带固定** 如果患者有骶髂、耻骨联合关节松弛，可用骨盆支持带，增强骨盆周围稳定性。

第十五节　股内侧疼痛综合征

又叫股内收肌慢性损伤综合征，常见于骑马、骑自行车、游泳、体操、足球、羽毛球等运动外伤或积累性劳损，损伤股内侧肌群，如耻骨肌、长收肌、大收肌、股薄肌等。通常有外展、外旋位暴力损伤史，临床表现为大腿内侧疼痛，大腿根部或大腿内上 1/3 段隐痛，外展、外旋后伸症状可加重。常伴有下腹部牵拉不适感，或尾骨、肛门、会阴、臀部及整个腹股沟区隐痛不适。

【治疗方案】

1. **针刺**　取疼痛触发点、阴廉、箕门、血海、内膝眼、阴陵泉、三阴交等。

2. **针刀**　定位同针刺。操作：常规消毒铺巾，戴无菌手套，定点消毒后，局部浸润麻醉，选取 5 号、直径 0.8mm 小针刀，垂直刺入，刀口线与肌束、筋膜、神经和血管走向平行，突破筋膜有落空感后提针调向再刺，至针下空虚止，拔针后压迫止血 3 分钟，创可贴或无菌敷料覆盖包扎，观察室休息 60 分钟。

3. **手法**　患者仰卧位，健肢放松伸直，患肢略屈髋、外展、外旋位，医者位于患侧床边：①沿股内收肌起点处向下做拿法，至大腿中 1/3 处止，反复操作 5分钟；②大腿前内侧、后内侧做揉法 5分钟；③沿患侧股内收肌做弹筋法，从大腿根部弹至大腿中下 1/3 处，反复操作 3~5 次；④医者一手扶患侧小腿，另一手扶大腿，使髋关节外展、外旋位拉伸内收肌群；⑤术者双手掌托住双膝内侧往外用力，患者同时双大腿尽力内收对抗，训练大腿内收肌力。

4. **运动处方**　功能锻炼往往在急性疼痛明显缓解以后，即从中后期开始进行。

（1）弓字马步：患侧腿向后伸直，脚掌抓紧地面，健侧膝关节 90° 屈曲，双腿反向，拉伸髂腰肌，每次持续拉伸 20~30 秒，10 个 1 组，每次 1~2 组，1 日 1 次。

（2）后伸拉伸：患者侧卧位，患侧在上，后伸患腿，患侧手往后拉伸同侧踝部使患侧大腿尽量往后拉伸，每次持续拉伸 20~30 秒，10 个 1 组，每次 1~2 组，1 日 1 次。

第十六节　股前区疼痛挛缩综合征

股直肌是股四头肌的组成部分，股直肌筋膜炎是股四头肌劳损的一种，往往表现为大腿疼痛，有时候还伴随膝关节疼痛。与运动疲劳或生活习惯等有关。此外，腰腹部、髋部疾病也是其病因。

【治疗方案】

1. **针刺**　取疼痛触发点，髂前下棘、髀关、伏兔、鹤顶、内外膝眼，腰、腹、髋阿是穴等。

2. **针刀**　定位同针刺。操作：同上节。

3. **手法**　患者仰卧位，健肢伸直，患肢略屈髋、外展外旋位，医者位于患侧床边。①从大腿根部股直肌起点处向下做拿法，至胫骨粗隆股直肌止点处止，反复操作5分钟；②分别沿着大腿内侧、前侧及外侧做揉法5分钟；③沿股直肌束做弹筋法，从大腿根部弹至髌底上方，反复操作3遍；④患者侧卧位，术者一手扶患者臀后向前推，一手握患者踝关节向后拉伸大腿前侧肌群，反复操作3遍。

4. **运动处方**　功能锻炼往往在急性疼痛明显缓解以后，即从中后期开始进行。

（1）马步桩：双足站立比肩略宽，双髋膝屈曲约90°，坚持1~2分钟休息2分钟，重复该动作，10次为1组，每次训练1~2组，1日1次。

（2）弓字马步：患侧腿向后伸直，脚掌抓紧地面，健侧腿膝关节90°屈曲，双腿反向，拉伸髂腰肌，每个动作持续20~30秒，10次为1组，每次训练1~2组，1日1次。

（3）后伸拉伸：患侧在上，后伸患腿，患侧手往后拉伸踝部，拉伸大腿前侧肌群，每个动作坚持20~30秒，10次为1组，每次训练1~2组，1日1次。

（4）股四头肌收缩训练：仰卧位，双下肢伸直，主动做股四头肌收缩，每次坚持5~10秒，10次为1组，每次训练1~2组，1日1次。

（5）股四头肌抗阻训练：患者仰卧位，脚踝上可以绑一个1~3kg沙袋，下肢伸直抬腿，下肢与床夹角约30°，保持5~10秒，然后放下，休息5~10秒后换另一侧重复该动作，10次为1组，每次训练1~2组，1日1次。

第十七节　三叉神经痛

三叉神经痛是临床最常见的脑神经疾病，以三叉神经分布区反复发作性、短暂性、阵发性、剧烈性疼痛为主要表现，多数为单侧面部发病，少数为双侧面部发病，严重影响患者生活、工作及社交。根据病因和发病机制可以分为原发性和继发性两类，原发性三叉神经痛的病因和发病机制尚不清楚，多数认为病变位于三叉神经半月节及其感觉神经根内，也可能与血管压迫、岩骨部位骨质畸形等对神经的机械性压迫、牵拉和营养代谢障碍有关。继发性三叉神经痛的病因较为明确，主要由脑桥小脑角及其邻近部位肿瘤、炎性反应、外伤和三叉神经分支病变所致。

【治疗方案】

1. **针刺**　①眼支：眉毛内侧眶上缘凹陷中；②上颌支：下颌切迹向前；③下颌支：下颌切迹向后，在以上部位寻找疼痛触发点。

2. **注射**　定位在下述部位或疼痛触发点：第Ⅰ支，眶上孔，作用神经是眶上神经；第Ⅱ支，眶下孔、翼腭孔、圆孔、半月神经节，作用神经是眶下神经，上牙槽前、中、后神经，腭前神经；第Ⅲ支，颏孔、下颌孔、卵圆孔、半月神经节，作用神经是颏神经、下牙槽神经、舌神经、颊神经、下颌神经。

药物：①混合药液：维生素 B_{12} 0.5mg、2% 盐酸利多卡因 2ml、曲安奈德 10mg，加注射用水至 5ml；②25% 硫酸镁 / 亚甲蓝 1ml、1% 罗哌卡因 2ml，加注射用水至 5ml。每次注射 2~3 个部位，每点针刺有神经刺激异感、回抽无血后可注射 1ml。

3. **针刀**　定位同针刺选穴。选针刃较钝针刀。操作：常规消毒铺巾，戴无菌手套，局部注射 2% 利多卡因 0.5~1ml 浸润麻醉后，选取 5 号、直径 0.8mm 小针刀，在治疗点垂直皮肤刺入，刀口线与血管神经走行方向一致，待刺入筋膜得落空感后，提针换向再刺 1~2 针，至针下明显松弛止。无菌棉球按压，切忌松解过深及过度。7 天后复查，必要时再行其他点的松解。

第十八节　紧张性头痛

帽状腱膜为坚韧的致密腱膜，前连额肌、后连枕肌，额肌止于眉部浅筋膜和皮肤，枕肌止于上项线，在两侧，腱膜逐渐变薄，延续为附着于颞区的颞筋膜浅层。帽状腱膜炎就是发生在帽状腱膜的一种无菌性炎症反应，可表现为慢性紧张性头痛，多伴有头部压迫感、胀痛感、紧箍感，病情可持续发作，迁延不愈，部分患者病程长达数月甚至数年，易诱发焦虑、抑郁等不良情绪，严重影响患者的生活质量。与其他头痛及颅内疾病疼痛的区别在于局部压痛明显，范围可大可小，头痛在颅外，一般颞枕、顶部多见。

【治疗方案】

1. **针刺**　①百会穴；②四神聪；③天柱穴；④玉枕穴；⑤率谷穴；⑥神庭穴；⑦头维穴；⑧枕下三角。

2. **针刀**　定位同针刺选穴。操作：常规消毒铺巾，戴无菌手套，局部注射 2% 利多卡因 0.5~1ml 浸润麻醉后，选取 5 号、直径 0.8mm 小针刀，在治疗点垂直于局部皮肤刺入，刀口线与血管神经走行方向一致，待刺入僵硬板结帽状腱膜有落空感时，提针再切 1~2 针，至针下明显松弛止，棉签按压 3 分钟后，无菌纱布覆盖针眼。

第十九节　肱骨外上髁炎

肱骨外上髁炎是前臂伸肌群起点处反复牵拉、劳损，产生无菌性炎症而导致肘外侧疼痛的病症。本病又称网球肘、肱桡关节外侧滑囊炎等。表现为肘外侧疼痛，逐渐加重。拧衣服、提重物、扫地等动作时疼痛加重，疼痛可向上臂及前臂放射，常因疼痛而致前臂无力，握力减弱，甚至持物落地，休息时疼痛可明显缓解。查体可见肘外侧压痛，以肱骨外上髁处压痛为明显。

【治疗方案】

1. **针刺**　主穴：肘部五点。①肱骨外上髁点；②桡骨小头环韧带点；③肱桡外侧韧带点；④肱桡关节前侧；⑤肱桡关节后侧。可再选曲池、手三里。

2. **注射**　定位同针刺点，局部痛点注射，药液组成见本篇第十三节。

3. **针刀**　定位同针刺点。操作：常规消毒铺巾，戴无菌手套，局部注射

2% 利多卡因 0.5~1ml 浸润麻醉后，选取 5 号、直径 0.8mm 小针刀，在治疗点垂直于皮肤刺入，刀口与前臂纵轴平行进针，针刀体与皮肤呈一定角度刺入，突破目标组织筋膜有落空感后，顺前臂伸肌腱纵轴做纵向疏通或轻微横向剥离，切忌松解过深及过度。棉签按压 3 分钟后，无菌纱布覆盖针眼。

4. **推拿** 患者坐位或仰卧位，前臂旋后，术者先用拇指在肱骨外上髁及前臂桡侧痛点处做弹拨、分筋法治疗，再在曲池、手三里穴缓和按揉，同时沿桡侧腕伸肌群行轻快的拿法、擦法往返操作，以透热为度，最后搓、揉上肢，重点在前臂。然后术者一手握住其肱骨下端，另一手握住其腕部，做对抗用力拔伸错缝肘关节。握腕部的一手同时做轻度的前臂旋转活动；握肱骨下端一手的拇指同时按揉桡骨头外侧。

5. **运动处方**

（1）握拳屈腕伸肘旋后，维持 3 分钟，放松 3 分钟，重复数次，拉伸肱桡肌及前臂背侧肌群、肱桡关节。

（2）握拳伸腕抗阻训练。

（3）患侧伸肘，健侧中指压住肱桡关节，患侧手指旋转，拨动肱桡关节及外侧韧带，反复数次。

【案例】

李某，女，55 岁。初诊时间：2021 年 3 月 6 日。

主诉：左肘疼痛 4 年。

现病史：患者 4 年前无明显诱因出现左肘关节疼痛，疼痛呈间断性胀痛、酸痛，劳累后加重，遇天气变化则疼痛加重，休息后稍缓解，在当地医院行针刀治疗缓解不明显，症状反复。患者为求进一步治疗来诊。

专科查体：左肱骨外上髁压痛，肱桡关节肿胀压痛、活动受限。左前臂旋前活动稍受限。米尔（Mill）征阳性。

辅助检查：左肘彩超显示左肱骨外上髁炎。

中医诊断：伤筋病；气滞血瘀证。

西医诊断：肱骨外上髁炎（左）。

治疗：选穴肘部五针。①肱骨外上髁点；②桡骨小头环韧带点；③肱桡外侧韧带点；④肱桡关节前缘滑囊；⑤肱桡关节后肘肌点。

操作：

（1）针刀：患者仰卧位，肘关节屈曲 45° 旋前，置于胸前。皮肤常规消毒，铺洞巾，1% 盐酸利多卡因 2ml 行进针点皮下局麻，使用 4 号针刀在标记点进针，针刀直达筋膜层，行纵疏横剥、铲剥，提插至针下空虚后出针，用无菌纱布覆盖针眼。粘连严重者可用双刃针平面划拨术。

（2）肱桡关节错缝术。

治疗后半月、3 个月分别随访，症状基本消失。

按：肱骨外上髁炎，手术目的是切除变性肌腱。可以利用此区浅表、皮肤松弛的特点，取双刃针进行平面划拨松解，较传统针刀治疗更彻底。

第二十节　肘管综合征

肘管综合征是尺神经在肘部受到卡压所产生的以环指、小指疼痛、麻木、活动受限为主要表现的症候群，又称迟发性尺神经麻痹、迟发性尺神经炎等。早期间歇出现轻微环指尺侧、小指及手背尺侧的麻木、刺痛，屈肘活动时症状加重，患者肘内侧酸痛不适，可向远侧或近侧放射，可有夜间疼痛或麻醒表现；尺神经支配区域出现感觉障碍，重者可有尺侧腕屈肌与环指、小指的指深屈肌的肌力减退，小鱼际及骨间肌萎缩，环指、小指呈爪形手畸形且分、并指受限，尺神经沟处可有压痛或扪及增粗的神经，可出现蒂内尔征阳性。

【治疗方案】

1. **针刺**　选穴：①肘管点（小海穴）；②肱骨内上髁上 3cm，肱二头肌与肱三头肌间隙；③肱骨内上髁下 3cm，尺侧腕屈肌腱与指浅屈肌筋膜间；④肱骨内上髁外下 3cm，旋前圆肌点。

2. **注射**　定位同针刺点。药物：曲安奈德 10mg、1% 罗哌卡因 2ml，加灭菌注射用水至 10ml，或维生素类药、活血行气中药制剂等。局部痛点注射，嘱患者局部忌水 3 天，1 周内避免长时间屈肘。

3. **针刀**　定位同针刺点。操作：常规消毒铺巾，戴无菌手套，局部注射 2% 利多卡因 0.5~1ml 浸润麻醉后，选取 5 号、直径 0.8mm 小针刀，在治疗点垂直皮肤刺入，刀口与尺神经走行方向一致，针刀经皮肤、皮下组织、筋膜，达筋膜得落空感后提针调向再刺，至针下空虚止，棉签按压 3 分钟后，无菌纱布覆盖针眼。可用双刃针平面划拨术。

4. **运动处方**　伸肘伸腕，持续 3 分钟，放松 3 分钟，反复数次拉伸指浅屈肌、旋前圆肌、尺侧腕屈肌。

第二十一节 腕管综合征

腕管综合征是由于腕管内容积减少或压力增高，使正中神经在腕管内受卡压而引起的以正中神经支配区的感觉、运动和自主神经功能障碍为主要表现的症候群。常见于腕部活动较多的脑力与体力劳动者。轻者仅在夜间或持续用手劳动后出现手指感觉异常，但运动障碍不明显，少数患者用手指做精细动作时有不灵活的感觉，活动及甩手后减轻。重者手指刺痛、麻木，且持续而明显，有时疼痛可向前臂乃至上臂放射，夜间或用手工作时加剧。也可有患指发冷、发绀、皮肤干燥脱屑等表现。拇指、食指、中指桡侧及大鱼际感觉减退，手指握力下降，拇指外展、对掌障碍，大鱼际肌萎缩等。

【治疗方案】

1. **针刺** ①远端腕掌侧横纹，桡侧腕屈肌腱尺侧缘；②远端腕掌侧横纹，掌长肌腱桡侧缘；③第 1 点远端 1cm；④第 2 点远端 1cm。

2. **注射** 定位同针刺点。余同上节。

3. **双刃针平面划拨术** 定位同针刺，腕横韧带近侧缘中点。操作：常规消毒铺巾，戴无菌手套，局部注射 2% 利多卡因 1~3ml 浸润麻醉后，选取双刃针，在治疗点垂直于局部皮肤刺入，针刃顺肌腱得突破感后，顺肌腱方向摇动针尾，松弛后边进针边摇动，至针下切割样松弛止，无菌纱布覆盖针眼。

4. **运动处方**

（1）推墙训练，拉伸肘腕指，维持 3 分钟，放松 3 分钟，反复数次，拉伸指浅屈肌、旋前圆肌、掌长肌，松弛前臂屈肌群张力，缓解腕管拉力。

（2）患侧伸肘，健侧手掌放患侧手掌前，加力背伸，拉伸屈肌群，维持再放松，反复训练至松弛。

第二十二节 慢性腰痛综合征

腰椎退行性骨关节病是最常见的腰椎退行性病变。其发病机制主要为腰椎小关节组织结构发生不同程度的退变、增生，或无菌性炎症刺激腰椎小关节囊及周围软组织等，导致出现以腰痛为主，伴或不伴有放射性疼痛、麻木的临床表现。疼痛多为持续性钝痛或酸痛，活动后加重，急性发作时，腰部可僵直不适，严重者伴有腰部活动障碍。当脊神经受到小关节突增生肥大部分的刺激后，可发生放射性疼痛，多向下腰部及臀部放射，严重退变可呈现出神经根卡压症状。腰椎小关节通常受脊神经后内侧支支配，小关节发生退变可导致小关节不稳、局部增生，放射痛通常会扩散到腰骶部、臀部及大腿外侧，伴或不伴有麻木症状，多无明确的定位体征。

【治疗方案】

1. **针刺** 下腰六针、腰方肌六针、竖脊肌、腰椎小关节。配穴：瘀血阻络配膈俞、三阴交；寒湿痹阻配大椎、腰阳关；肾虚加肾俞、昆仑、太溪。

2. **推拿** 腰椎五步手法见第二篇第六章第四节。

3. **阻滞及注射**

（1）下腰六针注射：俯卧，腹部垫枕，标记点消毒，曲安奈德 20mg、2% 利多卡因 2ml，加注射用水至 10ml 组成混合药液，配 7 号 4cm 长针头。L_4、L_5 棘突下注射时，针尖垂直进针，穿过棘上韧带后，再进入 1cm 左右，回抽无血后每点注入 1.5ml 药液。大肠俞、关元俞注射时，垂直进针，待针进入胸腰筋膜得落空感后，回抽无血，注入 1.5ml 药液。

（2）腰椎小关节、椎旁肌注射：俯卧位，腹部垫枕，在相应节段棘突间旁开约 3.5cm，针尖向脊柱倾斜 15° 刺入，达小关节后回抽无血，注入混合药液 1.5ml，提针至皮下，垂直进针，沿小关节外侧向椎体侧面进入 4~6cm，边进针边回抽，待针下沉涩阻滞感时，回抽无血，注入混合药液约 3ml。

（3）腰三横突注射：从进针点向脊柱略成 15° 角刺入，针尖达横突干外侧后，稍提针，向横突外侧，穿过横突尖，至筋膜附着点得落空感后，回抽无血，即可注入混合药液，每点 3~5ml。

4. **针刀** 定点：同针刺点。操作：俯卧位，腹部垫枕，常规消毒铺巾，戴无菌手套，2%的利多卡因行局部浸润麻醉，选取 5 号、直径 0.8 mm 小针刀，在标记好的进针点处垂直于皮面刺入，刀口线与肌束、筋膜、神经和血管走向平行。针刀刺入皮肤、皮下组织后，继续垂直进针，待针下有穿透筋膜的落空感后，即提针至皮下，微调针向刺入，每点 2~3 次不同方向刺入松解。直至针下无阻力及周围组织松弛止。出针，不压针眼，或压针眼上下，待组织内血尽可能流出，用创可贴或敷料覆盖包扎，冰袋压迫、观察室休息 30 分钟。

5. **运动处方** ①俯卧撑，训练腰腹肌力量；②引体向上，拉伸腰腹肌，训练肌力，拉伸脊柱；③平板支撑，训练腰腹肌力量；④屈伸、旋转脊柱，活动脊柱、拉伸腰部肌肉。

第二十三节 脊柱关节紊乱

又称脊椎小关节紊乱，颈胸腰椎均有发病，以腰椎关节紊乱最为常见。近年来随着伏案工作及电子产品的普及，颈胸椎发病率明显增加，中医称之为"岔气""闪腰""弹背"，是急性腰痛常见原因。主要因腰椎小关节在外力扭转作用下，超出其活动范围而发生侧向滑移，导致其周围韧带肌肉损伤和超出生理活动范围，从而影响正常的腰椎功能。

【治疗方案】

1. **针刺** 下腰六针、腰椎横突、腰椎关节突关节区域。配穴：瘀血阻络配膈俞、三阴交；寒湿痹阻配大椎、腰阳关；肾虚加肾俞、昆仑、太溪。

2. **推拿** 脊柱五步手法：见第二篇第六章第四节。

3. **阻滞及注射** 患者俯卧，腹部垫枕，标记点常规消毒，在相应节段棘突间旁开约 3.5cm，针尖向脊柱倾斜 15° 刺入，达小关节后回抽无血，每点注入 2ml 混合药液（配方见上节）。

4. **运动处方** 同上节。

第二十四节 肌筋膜痛综合征

一、背肌筋膜炎

背肌筋膜炎是指胸腰部筋膜及肌组织因炎症或劳损发生水肿、渗出及纤维性变，常有外伤后治疗不当、劳损或外感风寒等病史。主要表现为胸腰背部酸痛、肌肉僵硬板结、沉重感，疼痛常与天气变化有关，阴雨天及劳累后可使症状加重。查体时可见胸腰背部有固定压痛点或压痛较为广泛，背部肌肉僵硬，沿竖脊肌走行方向可触及条索状的改变，脊柱活动功能大多正常。

肌筋膜痛综合征的诊断至少须具备以下 5 个主要条件中的 1 个及 3 个次要条件中的 1 个。

主要条件：①诉区域性疼痛；②可触及的肌肉紧张性条索；③可以精确定

位的位于紧张性条索上的压痛点；④与特定肌筋膜激痛点相应的预期区域的牵涉痛或感觉变化；⑤一定程度的关节活动度受限。

次要条件：①压痛点可以复现患者主诉的疼痛或感觉变化；②横向弹拨或针刺紧张性条索上的压痛点部位，可以引出局部抽搐反应；③牵张肌肉或利多卡因封闭注射压痛点可以使疼痛缓解。

【治疗方案】

1. **针刺** 筋膜压痛点或触发点、条索样区域等。配穴：瘀血阻络配膈俞、三阴交；寒湿痹阻配大椎、腰阳关；肾虚加肾俞、昆仑、太溪。

2. **推拿** 脊柱五步手法：见第二篇第六章第四节。

3. **阻滞及注射** 定点同针刺点。操作：俯卧位，腹部垫枕，标记点消毒，配7号、2.5cm长针头，垂直进针，穿过筋膜得落空感后，回抽无血，每点注入1.5ml混合药液（配方同上）。

4. **针刀** 定位同针刺点。操作：俯卧位，腹部垫枕，常规消毒铺巾，戴无菌手套，2%的利多卡因1ml进行局部浸润麻醉，选取5号、直径0.8mm小针刀，在标记好的进针点处垂直于皮面刺入，刀口线与肌束、筋膜、神经和血管走向平行。针刀刺入皮肤、皮下组织后，继续垂直进针，待针穿透筋膜得落空感后，即提针至皮下，微调针向刺入，每点2~3次不同方向刺入松解，直至针下无阻力及周围组织松弛止。出针，不压针眼，或压针眼上下，待组织内淤血尽可能流出，用创可贴或敷料覆盖包扎，冰袋压迫3分钟。

5. **运动处方** ①俯卧撑，每次10个，早晚各1次；②平板支撑，每次5分钟，早晚各1次；③引体向上，因人而异，每次5~10个；④耸肩收肩胛，挺胸，每次3~5分钟，放松后再做，3次为1组，早晚各1组。每天交替选择1~2个项目练习。

二、腰方肌筋膜炎

腰方肌筋膜炎又称腰方肌肌筋膜痛综合征，是原发于腰方肌肌纤维、筋膜的一种慢性疼痛症候群，通常有腰方肌特定的激痛点（扳机点）及牵涉性疼痛。症状主要为腰部疼痛，呈间歇性或持续性疼痛或酸楚感，不能久站或久坐，负重或受凉后可有加重，有时疼痛可放射至同侧臀部和大腿后面，向前可沿髂前上、下棘到达下腹部、腹股沟及大转子区域。体征主要以腰方肌局限性压痛为主，压痛反应较深，多见第3腰椎横突处明显，多数患者臀中肌处也有明显压痛。

【治疗方案】

1. **针刺** 腰方肌六针（L_3、L_4、L_5 横突）。术者双手拇指置于髂后上棘，中指于髂前上棘最高点，食指于拇指、中指夹角的平分线指向内上方，于脊柱旁 4~5cm 区域上下滑动，骨性突起处就是 L_3 横突点，以此下 2.5cm、内 0.5cm 为 L_4 横突，再以此向下为 L_5 横突。

2. **推拿** 腰椎五步手法：见第二篇第六章第四节。

3. **阻滞及注射** 定位同针刺点。操作：俯卧，腹部垫枕，标记点消毒，曲安奈德 20mg、2% 利多卡因 2ml，加注射用水至 10ml 组成混合药液，配 7 号、4cm 长针头，达横突外侧缘后，回抽无血，注入 2ml 药液。

4. **针刀** 定位同针刺点。操作：俯卧位，腹部垫枕，常规消毒铺巾，戴无菌手套，2%的利多卡因进行局部浸润麻醉，选取 5 号、直径 0.8 mm 小针刀，在标记好的进针点处垂直于皮面刺入，刀口线与肌束、筋膜、神经和血管走向平行。针刀刺入皮肤、皮下组织后，继续垂直进针，达横突外侧缘得落空感后，提针调向再刺，至针下空虚止，出针，压针眼上下，待组织内淤血尽可能流出，用创可贴或敷料覆盖包扎，冰袋压迫、观察室休息 30 分钟。

5. **运动处方** 同背肌筋膜炎。

参考文献

[1] MYERS T W. 解剖列车：徒手与动作治疗的肌筋膜经线[M]. 关玲，周维金，瓮长水，译. 3版. 北京：北京科学技术出版社，2016.

[2] 唐流刚，唐宏智，王芳. 关于膝骨关节炎小针刀松解法疗法的疗效观察[J]. 成都中医药大学学报，2017，40(2)：67-69.

[3] 唐流刚，王标，王芳. "腰四针" 电针对腰椎间盘突出坐骨神经痛的疗效观察[J]. 四川中医，2017，35(7)：195-197.

[4] 唐浩琛，胡锐，唐流刚，等. 肌内效贴配合电针治疗中老年运动爱好者髌股关节病[J]. 中国骨伤，2021，34(6)：522-526.

[5] 唐浩琛，唐流刚，程远东，等. 郑氏推拿结合电针治疗手腕部反射性交感神经营养不良综合征[J]. 中国骨伤，2020，33(6)：540-545.

[6] 李胜吾，刘剑伟. 整体模式在郑氏手法治疗肱骨外上髁炎中的临床应用[J]. 辽宁中医杂志，2024，51(3)：170-173.

[7] 李胜吾，蔚浩，戴国钢. 基于基因芯片技术对椎间盘退变关键基因鉴定分析[J]. 颈腰痛杂志，2020，41(5)：518-522.

[8] 李胜吾，秦雪飞，王一. 郑氏手法配合电针治疗中老年神经根型颈椎病临床观察[J]. 四川中医，2020，38(7)：186-188.

[9] 李胜吾，王一. 电针推拿配合硫酸氨基葡萄糖治疗腰椎退行性骨关节病临床观察[J]. 四川中医，2020，38(3)：203-206.

[10] 刘灿坤. 针刺委中穴配合外敷二黄新伤止痛软膏外治法对急性腰扭伤疗效影响[J]. 四川中医，2018，36(9)：185-187.

[11] 刘灿坤. 不同疗法对早中期 "弹响指" 近远期疗效观察[J]. 中医临床研究，2018，10(24)：81-83.

[12] 刘灿坤，刘辉，王泉巅. 针刺联合冲击波治疗肱骨外上髁炎疗效观察[J]. 实用中医药杂志，2018，34(8)：982-983.

[13] 刘灿坤,刘志刚,秦雪飞.循经针刺配合腰背肌锻炼治疗腰椎间盘突出症疗效观察[J].四川中医,2018,36(8):181-183.

[14] 刘太,唐流刚,王标,等.肌间沟电针联合针刀松解颈周腧穴治疗交感神经性颈椎病的疗效及对血流速度影响[J].针灸临床杂志,2019,35(11):44-47.

[15] 王标,唐流刚,吴晓惠,等.疏风止痛饮联合颈四针治疗神经根型颈椎病疗效及对白三烯、炎症因子影响[J].海南医学院学报,2021,27(4):275-279.

[16] 胡锐,唐浩琛,熊伟,等.肌内效贴联合电针治疗膝关节炎的临床疗效[J].川北医学院学报,2022,37(4):501-504.

[17] 尉迎丽,晏圣松,唐流刚,等.郑氏"颈四步"手法治疗神经根型颈椎病疗效研究[J].陕西中医,2021,42(12):1779-1782.

[18] 晏圣松,尉迎丽,唐流刚.郑氏"颈四步"手法推拿对神经根型颈椎病患者颈功能活动度及实验室指标的影响[J].吉林中医药,2023,43(8):980-984.

[19] 刘太,吴梦娜,杨慧敏,等.游泳运动对木瓜蛋白酶诱导大鼠膝关节骨性关节炎的预防作用研究[J].现代中西医结合杂志,2020,29(16):1730-1733.

[20] 唐浩琛,胡锐,唐流刚,等.肌内效贴联合电针治疗Ⅰ型肩峰撞击综合征[J].中国骨伤,2022,35(10):957-962.

[21] 胡锐,唐浩琛,刘太,等.筋针联合手法松解治疗肩撞击综合征疗效观察[J].陕西中医,2022,43(5):662-665.

[22] 程远东,杨华,尉迎丽,等.郑怀贤伤科手法加电针治疗腰椎间盘突出症的疗效观察[J].按摩与康复医学,2021,12(24):7-9.

[23] 尉迎丽,程远东.运动处方分类细化法在非特异性下腰痛中的临床应用研究[J].颈腰痛杂志,2022,43(2):208-211.

[24] CHENG Y D, YU Y L, WANG Y Q, et al. Effects of lumbar-pelvic training combined with electroacupuncture on chronic nonspecific low back pain[J]. Medicine, 2023, 102(29): e34407.

[25] 晏圣松,尉迎丽,程远东.电针联合独活寄生汤对非特异性下腰痛的影响[J].长春中医药大学学报,2023,39(11):1234-1237.

[26] 郑怀贤,冉德洲. 实用伤科中药与方剂[M]. 成都: 四川科学技术出版社, 1985.
[27] 中华医学会疼痛学分会. 中国疼痛病诊疗规范[M]. 北京: 人民卫生出版社, 2020.
[28] 唐流刚. 小针刀治疗屈指肌腱狭窄性腱鞘炎的疗效观察[J]. 成都中医药大学学报, 2016, 39(4): 26-28.

敬 启

尊敬的读者朋友：

人民卫生出版社中医双创编辑工作室（人卫杏华）致力于出版助力读者医道精进的原创图书，这里是学者的立言平台，是读者的精神家园，也是编辑挥汗如雨的地方。为旱作润，为饥作浆，为弱作助，为暗作光，是我们的出版使命，服务读者是我们义不容辞的责任，读者服务工作永远在路上。

为使本书出版后能发挥更大的价值，也为创造作者－编者－读者沟通交流的和谐环境，我们依托人民卫生出版社强大的网络服务能力，为本书读者设置了专属的二维码，缘此而入，我们可以共同开启新的学术之旅，其中：

读者可以分享作者讲座视频、作者答疑；

可以展开针对某个知识点的广泛讨论；

可以得到最新的勘误信息；

等等。

我们还可以结合读者更深层次的需要，开发新的栏目。

由是，读者在购买本书的同时，可以获得相应的增值服务。

附：中医双创编辑工作室征稿暨读者服务邮箱

fuwuduzhe5978@163.com